U0215966

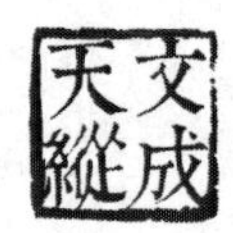
文成天縱

中醫古籍稀見稿抄本輯刊

ZHONGYI GUJI XIJIAN GAO-CHAOBEN JIKAN

李鴻濤 主編

廣西師範大學出版社
GUANGXI NORMAL UNIVERSITY PRESS
·桂林·

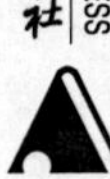

第四十四册目録

葑溪王南疇方案六卷

〔清〕王南疇撰

清抄本

葑溪王南疇方案六卷

本書爲中醫醫案著作。王南疇，清代元和（今江蘇蘇州）醫家，曾著《寓意俟裁》（一名《養心廬醫案》）四卷，已佚。本書是其存世的唯一著作。卷一、二爲外感熱病和少量内傷雜病醫案，列有風温、濕、濕温、伏暑、瘧、痢、霍亂、痧瘀、類中、中風、肝風、拘攣等二十五門；卷三至五爲内傷雜病醫案，列有頭暈、嘔吐、積聚、胸痹、肺痿、浮腫、尿血、腸紅、脱肛、泄瀉等四十一門；卷六爲婦科、兒科及五官科醫案，列有調經、淋帶、崩漏、幼科雜症、幼科外症、耳、鼻衄、鼻淵、牙、咽喉、目等二十一門。書中醫案文詞精練，病因病機診斷清晰，治法貼切，足堪取法。

王南疇方案卷上

王南暘先生方案目次上

目卷一

積聚

痞癖

痿

胸痺

疸

虛勞

葑溪王南疇方案卷一

冬温春發

謝　冬温春發，風寒外來，灼熱無汗，欬嗆脇痛，脉象弦緊而數，舌白苔膩，病逾一候，極易昏喘之変。

麻黄炙　杏仁　豆卷　荆芥　姜半夏　赤苓
製朴　蘇子　只殼　秦艽　炙陳皮　桑枝

袁　温邪寒束，表熱不揚，遍體骨節煩疼，左脇痛甚，欬嗆喘息，痰色或紅或黄，有時氣腥，脉弦數帶滑，舌苔糙黄，病經五日，邪鬱肺胃，慎防昏喘之変。

麻黄炙　豆豉　白薇　杏仁　青木香

玉竹　葛根　花粉　通草　枇杷葉

姚　冬溫春發熱延三月不退陰虛邪戀脈數一息七

至欬嗆氣逆鼻衄鮮滴邪熾肺與陽明深防虛陷

羚羊角　桑葉　玉竹　黑梔　肥知母　活水蘆根

花粉　丹皮　川貝　杏仁　青蒿子

楊　冬溫宿蓄春令觸發灼熱咳嗆脇痛氣逆脈數少

汗甫經五日極易昏喘

麻黄炙　製朴　豆豉　陳皮炙　白桔梗

蘇子　杏仁　焦建曲　枳殼　赤茯苓

風溫

李

風溫襲肺灼熱咳嗆脇痛氣逆有汗不暢脈濡數

舌白病經六日防欬甚見紅又恐傳變

前胡　杏仁　豆卷　焦建曲　清芩　秦艽

蘇子　象貝　浮石　旋覆花　陳皮　桑枝

周

風溫挾濕熱相搏肺胃失肅欬嗆寒熱往來口味

不和頭脹作暈脈右濡細數法宜辛解泄化

前胡　桑葉　象貝　茯苓　冬瓜子　枇杷葉露

風溫

杏仁　丹皮　薏仁半　米仁　橘紅

復　諸恙悉減，惟清晨欬嗆陣作，脈濡細，舌苔膩白，溫邪濕熱未得盡澈，適值經行，治宜兼顧。

前胡　桑皮　浮石　杏仁　歸身　焦米仁

蘇子　旋伏花　炙橘紅　薏仁　茯苓

陳　風溫襲肺，欬嗆已逾旬日，脈濡數，脘悶阻痰，偶見紅。

前胡錢半　杏仁三錢　象貝三錢　秦艽錢半　橘紅一錢　冬瓜子四錢

蘇子三錢　白芥子八分　紫菀錢半　浮石四錢　荊芥錢半　西瓜子一兩

朱

風溫寒襲蒸熱欬嗆病纏兩候無汗脈數舌垢勢

防昏喘

生麻黃 白前胡 蘇子 杏仁 浮石 枇杷葉

肥玉竹 豆卷 象貝 旋伏花 橘紅

後

溫邪未達仍慮昏喘

生麻黃 荊芥 枳殼 赤苓 豆豉 焦建曲

杜蘇子 杏仁 象貝 陳皮炙 黑梔 枇杷葉

吳

溫邪挾濕蒸熱無汗脈濡數脘痛入暮形寒病經

旬日從少陽陽明達泄

柴胡 牛 豆卷 三 只壳 半 姜半夏 半 赤苓 三
葛根 半 焦建曲 三 薏仁 牛 炙陳皮 七 佩蘭叶 半

徐

風溫襲肺欬逾旬日脈滑數痰濁交阻形凜時作
左脅隱痛恐喀痰挾傷見紅
前胡 蘇子 浮石 旋覆花 陳皮 冬瓜子
桑葉 芥子 象貝 紫菀 茯苓 生西瓜子

復

欬不轉鬆鬆都來重濁刻診視表熱蒸蒸有汗不解
脈象小滑數痰頭脹耳鳴口乾作苦病雖逾旬風
溫痺肺又兼暑邪宗華蓋法

炙麻黄　白前胡　象貝母　炒丹皮　白杏仁　枇杷葉露
炙桑叶　海浮石　黑栀皮　瓜蔞皮　冬瓜子

顧　風温挾濕熱蘊襲肺胃，欬經兩月，痰中見紅，腿痠
脇痛，脉形濡滑，左數，脱力之軀，勢虑纏綿。
白前胡　焦米仁　杏仁　塊滑石　通草　炙橘紅
炙桑皮　秦艽　旋覆花　象貝　赤苓　枇杷叶露

金　風温襲肺，欬經匝月，时有形寒身熱之象，脉形小
數，陰虧之質，惟恐咯血見紅。
前胡　荆芥　蘇子　象貝　紫菀　冬瓜子

風温

牛蒡　防風　杏仁　旋伏花　桑叶　枇杷叶

龔　風温留戀欬嗆咽痛齦腫右脉弦數滑大姑從肺胃
達邪

炙麻黄　桑叶　馬勃　赤芍　杏仁　桔梗
炒牛蒡　丹皮　土貝　製蚕　生草　枇杷叶露

朱　素患失血欬嗆音闪正陰交虧之際躍入春來感伏温
邪自餘留熱不克托達已內傳厥少以致神昏不語喜笑時
作手指搐搦不定目竄面色萎青舌苔糙白脉息滑大而
數左手帶弦欬嗆反窒此肝風挾痰火奔擾汗常泄腑常

通體虛邪實勢將厥變至危至險勉擬宣竅滌痰熄
風化邪畧佐養正安神之品以冀弋獲
琥珀抱龍丸一丸研細 珠粉丌 鮮竹瀝丌半 三味調和燉溫先服
洋參芊 珠绯三乙 鉤勾三王 宋陳皮王
石決明丌 川貝芊 瓜蔞皮三王 川通艸王

復

昏沉不語面部火升色帶青滯目頻竄視痰升時
逆欲欬不暢苔仍糙白表熱不淨左脈弦滑而數
右部滑大而浮脈與症相反病纏十二日體虛邪
陷想素患失血病中曾嘔衄頭痛肺虛既失肅降

風温

厥陰乘犯陽明內風痰火藉以升騰堵塞諸竅以
致神憒不醒也脫變摇虞危在旦夕勉再擬和養
滌痰熄風宣化法以冀應手
洋參一錢 生地八錢（蛤粉拌） 石決明一兩（生敲） 鮮竹瀝一兩（入薑汁） 姜半夏一錢 陳膽星（下）
生首烏（生） 羚羊角（尖） 明天麻（煨） 鈎鈎三錢 硃神三錢

三診 神識錯清而欲語不能膚熱依然不淨牙關緊濇
舌苔化黄消佈火升汗洩目光不正唇口喎邪頭
痛陣作起經十有三日病機似減無如正陰兩竭
脈來錯數恐其暮晚再守前意以臟藥極投（隔一日而死）

大生地 一兩（先煎去渣代水煎藥） 枸杞子 三錢 甘菊 一錢 川石斛 三錢 雲神 三錢 鮮竹瀝 一兩（薑汁沖）
製洋參 三錢 製首烏 四錢 牡蠣 一兩 料豆衣 三錢 炙紫苑 一錢 鉤勾 三錢

秦 風溫病延月餘，正微虧而邪未楚，膚熱欬嗆，脈不靜，便秘。

香青蒿 桑皮 紫苑 杏仁 通草 黑梔 白薇
丹皮 枇杷叶 前胡 蘇子 豆豉 瓜蔞皮

復 欬嗽較甚，痰氣腥穢，脈數膚熱，恐其延萎。

桑白皮 白前胡 杏仁 海浮石 枇杷叶露
地骨皮 薏米仁 桔梗 冬瓜子

風溫

楊 勞倦脫力風温濕熱交蒸病涉月餘餘熱不暢遍
體骨節煩疼脉形濡數咳嗆氣逆衰年恐其喘變
豆豉 歸身 秦艽 粉萆薢 橘紅 澤瀉
蘇子 杏仁 焦建曲 焦米仁 赤苓 桑枝

姚 脾肺兩虧風邪挾濕痺阻形寒咳嗆舌苔滿白兩
手脉濡細帶數恐其增重不可忽視
桂枝 蘇子 杏仁 秦艽 赤苓 枇杷叶
製朴 前胡 陳皮 只殼 澤瀉

湯 咳甚則嘔形凜身熱舌苔仍白動形則喘脉象濡

茲此風溫時邪被寒鬱遏肺胃素虧之體不易透達喘陷之變不可不慮

生麻黃 五味子 姜半夏 蘇子 旋伏花 枇杷葉

桂枝木 乾姜炭 杏仁 陳皮炙 赤苓

吳

痢後陰虧客感風溫咳逾半載音閃咽痛脈形細滑而數恐傳啞勞姑先治標

生麻黃 牛蒡 生草 象貝 海浮石

馬兜鈴 桑皮 杏仁 旋伏花 枇杷葉

王

感冒風溫肺失肅降咳嗆便溏不時寒熱脈形濡

滑帶數參病歷春非旦一夕可圖也

白前胡　杏仁　防風　廣木香　象貝母　枇杷葉

杜蘇子　荊芥　豆卷　南查炭　旋伏花

復　風温痹阻肺氣壅塞欬嗆痰鳴脉數不調病磨多

日正陰已虧極易喘厥之變

葶藶　蘇子　白芥子　麻黄炙　浮石　象貝

黑大棗　萊卜子　橘紅炙　旋伏花　杏仁　冬瓜子

三診　昨法具病機頗適然欬猶未暢仍慮壅閉之虞

麻黄炙　白芥子　旋伏花　浮石　荊芥

葶藶 蘇子 杏仁 象貝 防風

湿

許 嗜酒蘊湿〻阻氣滯脘痞拒穀動形作喘舌白滿

佈脉濡细姑先辛通淡化

製川朴 只殻 炙陳皮 生香附 瓜蔞皮 赤苓

生蒼朮 建曲 姜半夏 縮砂仁 薤白頭 佛手

顧 復 湿濁瀰漫胃陽失宣右脉滑貴苗有痰阻得指畏

濁〻後舌苔浮黄邊白再以温陽化湿祛痰

製川朴 白蔻仁 姜半夏 沉香屑 蘇梗 通草

湿

桂枝木　生香附　炙陳皮　江枳殼　赤苓　佛手　水姜

復　脘悶頻通，間或欬嗆，痰温濕有化動之機，脈濡滑，舌苔浮黄，胃仍呆，從上中二焦議治。

旋覆花　姜半夏　蘿白子　枳殼　杏仁　焦鍋巴

蘇子　焦麥仁　焦建曲　茯苓　澤瀉

張　濕熱鬱蒸，胃氣困頓，脈形滑數，頻頻泛惡，宗瀉心法。

加減

製半夏　青竹茹　枳殼　苡仁　鮮葛花　姜汁

川連　炙橘紅　焦建曲　澤瀉　赤苓

范　肢冷脘痞濕邪痺遏脾胃之陽脉濡小舌白不渴

飲宜温通渙化

薤白頭　生雲术　生香附　淡乾姜　炙陳皮　瓜蒌皮

桂枝木　製川朴　焦建曲　姜半夏　赤苓　春砂仁

顧　濕困中陽神迷柤穀脉濡細舌白擬通陽化濕法

桂枝　生雲术　炒枳殼　廣藿梗　焦神曲　赤苓

製朴　縮砂仁　炙陳皮　生香附　廣木香

史　脘腹痞膨溺赤脉濡細舌苔膩黄濕痺顯然衛外

之陽不克振作以致背部惡寒也擬升陽化濕

濕

柴胡　綠升麻　製朴　小青皮　赤苓　姜半夏
防風　生冬术　桂枝　沉香曲　澤瀉　青葱管

頤　吸受秋暑發熱後胃不思穀脉息濡滑舌白滿佈
中心微覺溼困胃陽也擬辛通溫化防其復熱
製川朴　瓜蔞皮　炙陳皮　只殼　鮮稻頭
薤白頭　製半夏　沉香曲　赤苓

復　舌白稍退中心化黃脉象濡而帶數神情倦怠不
喝飲溼猶未楚脾胃之陽不振再當溫化通陽
薤白頭　草果仁　炙陳皮　姜半夏　赤苓　佩蘭叶

生蒼朮　防風　焦建曲　六一散　澤瀉

于　勞傷營衛濕熱鬱蒸病經半載得於去年秋令因

循失治暑濕逗戀以致寒熱往來溺赤口辟脉濡

數宜宗東垣法調理

黨參　蒼朮　升麻　青皮　澤瀉　麥冬　當歸

白朮　柴胡　焦曲　陳皮　川柏　綿芪　姜棗

復　寒熱雖除溺色仍赤脉濡舌白營衛久虧濕熱未

澈也恐淹纏變幻

黨參　草果　歸身　棗仁　萆薢　焦曲　茵陳

濕

白朮　桂枝　製附　澤瀉　赤苓　綿芪　姜棗

三診　寒熱止而復作，小溲仍赤，乃營衛不和，濕熱猶未盡淨也。

党參　白芍　黑梔　綿芪（防風拌）　當歸　淮小麥

桂枝　川柏　生朮　柴胡　澤瀉　越鞠丸

四診　寒熱已止，自去年夏秋伏邪患瘧，迄今營衛不和，目黃溺赤，濕熱留戀，恐其續發黃疸。

姜半夏　柴胡　蜀漆　歸身　澤瀉　黑梔

川貝　生冬朮　懷牛膝　炙柏皮　豬苓　煨姜棗

沈

脈濡而軟神情疲乏中脘有時隱痛間或溺赤此務農脫力濕熱内蘊也

補中益氣丸 製蒼术 老蘇梗 嫩桑枝 炒澤瀉
旋覆花 金毛脊 生香附

濕溫

王

溫邪挾濕兼勞倦益發病維逾旬熱不達表脈濡數舌白膩溺赤便阻脘悶呻吟勢將傳變矣先以芳香達泄

老蘇梗 製川朴 白蔻仁 江枳殼 姜半夏 炒澤瀉

濕溫

廣藿梗　尖梹榔　瓜蔞皮　焦建曲　赤苓　嫩荷枝

復　昨得汗頗多，邪有化達之機，但熱不暢達，脈形不靜，尚防傳變。

白前胡　製川朴　老蘇梗　焦神曲　炙陳皮　江只殼

炙紫苑　白蔻仁　廣藿梗　赤茯苓　薑半夏　佩蘭叶

三診　溫邪病逾旬不解，挾濕滞交蒸，胸悶懊憹，熱不暢發達，疫粘，舌白，脉濡數，邪勢方張，極易内傳變端。

生麻黄八分　前胡錢半　製朴八分　瓜蔞皮三錢　製半夏錢半　蔻仁八分

豆豉三錢　葛根二錢　杏仁三錢　只殼二錢　蘇子錢半　枇杷叶三錢

柳

溫邪病逾候表熱不揚神朦譫妄喜笑不休舌本不利舌白滿佈大便自利胸悶煩渴脈右濡濇左弦滑俱數是熱邪蘊伏濕中挾痰氣混蒙逼入心胞之絡勢將風動厥變至危至險勉擬芳香開泄化痰理氣以冀應手

蘇合香丸一丸 珠粉廿 姜半夏錢半 石決明两 炒丹皮錢半 薔薇露沖

天竺黃錢半 桑葉錢半 連翹心錢半 川鬱金七分

周

濕溫病將旬解表熱熾息不定舌白滿佈有汗不解胸痞溲赤頻頻泛惡脈象不沉不浮而數口渴

濕溫

少寐邪伏少陽陽明深防内傳變端

柴胡　豆卷　淡黄芩　製朴　薑半夏　鬱金

葛根　竹茹　塊滑石　白蔻　炙陳皮　茯苓

復　表熱已和脉數不靜舌白不化邪踞少陽挾濕交蒸恐復熱

北柴胡　桑叶　廣藿香　炙陳皮　赤苓　淡姜渣

生蒼术　丹皮　姜半夏　塊滑石　通草　鮮荷梗

左　濕溫挾滯發熱體疼有汗不透舌白滿佈而膩脉象不浮不沉而數脘悶泛惡頭重如裹病纏五日

邪勢方熾防重

豆卷　廣藿梗　生蒼朮　只壳　秦艽　赤苓

蘇梗　製朴　焦建曲　生香附　陳皮　佩蘭叶

復　病逾一旬，熱不暢達，欬窒汗少，舌灰罩垢，便溏脈濡數，不大渴。邪挾積滯之氣，留伏半表半裏，極易昏變。從少陽陽明解肌透達，參入芳香

柴胡　藿香　蔻仁　只壳　姜半夏　孔佛手

葛根　製朴　竹茹　建曲　澤瀉　枇杷叶

濕溫

談　濕溫一旬，有汗不暢，熱迫陽明，鼻衄未透，寧止腹

痛便阻脉濡数痞滞交结恐其陡然昏变危险之症也

葛根　黑栀　单桃仁　南查炭　只壳　楂肉

豆豉　花粉　延胡索　焦建曲　赤苓　白芽根

田

湿温类疟寒热往来不克准期脉濡数不畅舌腻苔黄脘痞便阻十馀日来未得大汗深防内伤之变

柴胡　黑栀　藿梗　制朴　建曲　竹茹　佩兰叶

豆豉　苏梗　黄芩　只壳　瓜蒌皮　赤苓

朱

湿温挟风身热有汗左项风疫绩块肿痛膂间泛

惡脉象小數不暢病機蓄熱深防陡然昏閉

柴胡　荆芥　牛蒡　桔梗　陳皮　製蚕

藿梗　防風　赤芍　只殼　連翹　佩蘭叶

陳

湿温病十二日表熱不暢津津有汗不解神識迷

倦脉象濡細帶數重按乏力舌白邊膩今早呃忒

頻頻年逾五旬下元先虧且平素嗜烟邪困虛恋

不可不慮擬扶中和解法

參鬚　姜半夏　代赭石　赤苓　柿蒂

柴胡　旋覆花　橘紅　澤瀉　刀豆子

湿温

李　病後食積挾熱邪滯混淆脘悶腹脹舌灰糙黄邊
白口苦少寐形凛無汗兩手脉濡數便阻溺赤復
病延慮昏變可虞
豆豉三錢　枳實七分（佛手露磨）　陳皮一錢　赤苓三錢　佩蘭葉一錢
黑梔三錢　檳榔七分　竹茹三錢　澤瀉三錢

周　濕溫病將旬餘表熱雖衰不退舌白滿佈有汗不
解胸痞溺赤頻頻泛惡脉象不浮不沉而數口渴
少寐邪伏少陽陽明深防內傳變端
柴胡　豆卷　淡黄芩　製朴　姜半夏　鬱金

葛根　竹茹　塊滑石　枳殼　炙陳皮　赤苓

復　表熱已和脉數不揚舌白不化邪踞少陽挾濕交
　蒸防其復熱

柴胡　桑葉　廣藿香　炙陳皮　赤苓　姜渣
生蒼朮　丹皮　姜半夏　塊滑石　通草　荷梗

孫　濕溫挾滯熱不暢達口膩泛苦耳鳴火升便阻溺
　少舌糙白脉濡數不暢病已逾旬少陽之邪滯
　鬱蒸須得汗達熱解

濕溫

豆豉　炙青蒿　金瓜蔞　焦建曲　塊滑石　炙陳皮

黑梔　炒丹皮　江只實　白蔻仁　赤苓　青荷梗

朱　濕溫病俺纏月餘表熱不退汗洩上體耳聾神呆
脈形右手濡細渴不多飲徹夜無寐脘力之軀正
虛邪戀深防昏喘

青蒿　香叶　只殼　雲神　姜半夏　蘇更
竹茹　丹皮　塊滑石　澤瀉　通草　平胃丸

復　邪戀少陽〻明挾宿滯混淆右脈濡數較大於左
汗仍不遍勞傷脘力之體最易內傳尚在險途也

柴胡　豆豉　硃神　桑叶　竹茹　歸身　佛手

呉賔 黑栀 姜半夏 丹皮 秦艽 澤瀉 保和丸

居 淡水凄風受涼引動濕温蒸熱十有三日有汗不解胸頂白痦隱約舌白中心浮黄渴不多飲徹夜少寐脉形濡數邪伏少陽陽明兩旁表不能鬆恐正不克敵有倚変之虞

柴胡 生蒼朮 豪升 牛蒡 竹茹 通草

桂枝 生石羔 丹皮 知母 滑石（辰砂拌） 蔻更 佛手

復 病逾兩旬熱不解而白痦未透舌苔嫩黄邊白脉濡數不大夜寐頗少渴不喜飲昨便溏數次

溫溫

結不匀繼下稀水小溲短赤經邪陷臟之徵其勢尚在險途

煨葛根 青蒿梗 金蟬衣 炙陳皮 赤苓 澤瀉
炙芩 炒牛蒡 只殼 提滑石 通草 佛手

三診 痞熱雖多不暢利下稀水肛門覺熱是陽明挾熱自利見端口渴溺赤表熱仍不外揚夜煩少寐脈形濡細而數舌紅苔黃邊白汗洩津之病逾兩候變遷莫測也

小川連 煨葛根 黃芩 金蟬衣 桑叶 雲神 保和丸

青竹茹 江枳殼 牛蒡 塊滑石 丹皮 澤瀉 蘆根

四診 病十七日汗頻溲脈頻通表裏之氣已鬆而氣分溫邪猶阻以致口中泛膩渴不嗜飲舌白中心微黃脈濡小便窒窒病機攻表兩難姑以化濕分消冀得痞達熱解為妙

生冬朮 桑叶 萆薢 豬苓 澤瀉 炙陳皮

製半夏 丹皮 枳殼 赤苓 滑石 淡竹叶 佩蘭叶

五診 六淫之邪惟濕最易留戀病將三候熱仍未解表熱不揚溺窒心胸懊憹熱鬱濕中挾陽明氣火升

濕溫

擾所發脉濡小帶數屢進透汗不應白𤺥較多亦
是邪之出路再主透泄佐以分消
生牛蒡　羚羊角　黑梔　桑叶　赤苓　佩蘭叶
全蟬衣　炒赤芍　紫菀　丹皮　滑石

又診　濕邪伏氣已屆三候熱揚於外胸次白𤺥不透頸
項頗多潮赤窒痛脉數如前若再透熱不解恐正
不勝任矣
蒼朮　紫胡　黑梔　桑叶　牛蒡　通草　枇杷叶
生石羔　豆豉　淡竹叶　丹皮　滑石　澤瀉

陳

濕温奪精

濕温病適值兩府之交起於奪精之後陰氣先傷連進透達已得汗泄而發疹瘖邪未能澈留伏陽明熾爍津液協熱自利以致正氣愈虧疹瘖反覺隱約神情晝傍夜躁時有譫語脈形濡軟左手反覺有力舌苔糙白邊絳風動喘變之虞深可畏也

同議存陰托化法

洋參　生地　桑葉　鮮斛　牛蒡　蘆根

川貝　豆豉　丹皮　只殼　茯神　枇杷葉

濕温奪精

陳　濕温病十二日表熱不揚津津有汗不解神識迷倦脉象濡細帶數重按乏力舌白邊膩今早呃忒頻頻年逾五旬下元先虛且平素嗜酒中虛邪因虛戀風動喘變不可不慮擬扶中和解法

參鬚　旋伏花　姜半夏　赤苓　柿蒂

柴胡　代赭石　橘紅　澤瀉　刀豆子

復　表熱一似有似無呃忒頻頻不已脉形細軟帶數舌白不渴飲大便將通未通素嗜把盞中氣受戕病前奪精陰氣兩竭所以邪戀半月不解也病情尚

左陰途遵

鑑廷世長兄議理中大意參入降逆宜肺氣 上

人參須 於术 旋覆花 炙草 柿蒂

川附子 乾姜 代赭石 茯苓 枇杷叶

暑邪 勞傷

嚴

勞傷脾腎暑濕易感夏秋來納穀減少不時寒熱

脉形濡而軟數頻患還從先以和中化解為治標

一法

土炒术 丹皮 製半夏 川柏 益元散

暑邪

青蒿梗　藿梗　壳砂仁　澤瀉

何

吸受暑濕更感風邪身熱泛惡痰粘脉數舌糙黄
神倦色痱小溲涸赤病經五日邪伏少陽陽明極
易轉變

柴胡　川連（姜汁炒）　枳殼　姜半夏　滑石　陳皮　佛手
蒼术　竹茹（姜汁炒）　薏仁　廣藿梗　赤苓　荷邊

周

勞倦內傷吸受暑濕病逾兩旬始起寒熱往來今
則日晡潮熱兼發牙疳脉濡舌黄溺赤汗泄陽明
濕火猶甚也

生蒼术　香白芷　知母　青蒿梗　豆豉　薔薇露
生石羔　薄荷頭　滑石　炒丹皮　赤苓

桂

暑濕挾滯襲凉感風壯熱汗少神迷脈數不暢舌
白便阻病經三日恐變多虞
陳香薷　豆豉　製朴　荊芥　半夏　赤苓　益元散
粉葛根　檳榔　只實　防風　陳皮　焦曲　荷邊

王

務農脫力暑邪襲湊挾濕交蒸寒熱如瘧脈滑數
以和解治之
柴胡　竹茹　焦建曲　澤瀉　白芍

暑邪

沙參　藿梗　炙陳皮　赤苓　桂枝

姚　汗多神倦頭眩體瘦脈濡軟此係勞倦脫力病機

維清暑濕未楚

藿香　赤芍　製半夏　秦艽　清暑益氣丸

製朴　腹皮　陳皮　赤苓

朱　秋涼挾滯引動暑濕昨晚寒熱起見蒸蒸不退脘

悶頭脹脈形濡數病機始起勿致傳變為幸

香薷　豆卷　只殼　赤苓　羌活

製朴　藿梗　建曲　陳皮　六一散　鮮荷葉一角包煎

暑濕奪精

卜　暑濕病十有三日得汗得痦得便而熱仍不解並暈厥譫語發狂而面色帶青脉象弦滑而數舌苔白黄邊紅脊悶無寐時形煩燥此素體陰虧熱於奪精之後陰氣愈傷陽能邪戀肝陽痰火乘機升擾風動厥變深可慮也

濂珠粉　西洋參　蒼龍齒　茯苓　鮮荷汁　鮮稻頭

天竺黄　細生地　龍胆草　橘紅　炒丹皮

暑濕奪精

刘　暑濕病十三日得痦汗而不解熱勢不揚並經便

泄病前夺精一次神蒙嗜卧畏烦耳鸣头晕脉弦

数空细舌苔冷白小溲赖数而赤面色浮晄晦暗

嗜伍中虚阳弱营气内夺风阳并扰不克托邪外

达而病险闭虑其晄变

人参　当归　茯神　半夏　钩勾

桂枝　龙齿　通草　橘红　夜交藤

复　病机如昨总由中下两虧暑湿热三气淹滞不达

滋肾丸　人参　茯苓　石决明　鲜荷叶

益元散　龙齿　通草　钩勾　丹皮

三診 連進扶正通陽左脉較斂神色較振舌苔依然
白面晄溺涸赤窒痛異常溺時必頭痛汗泄須用
手按稍緩
滋腎丸 葱白 澤瀉 瞿麦 紫菀 石決明 西珀屑
萆薢 車前 扁蓄 丹皮 艸梢

四診 病機畧減左脉形亂散陰陽並虧虛陽濕熱並擾
尚慮厥變
洋参 旋覆花 半夏 陳皮 白芍 萆薢
龜板 代赭石 西珀 石決明 西茯苓 韭白

暑濕奪精

朱

濕温病發於秋燥时身熱似瘧舌苔糙黃雖有汗
溲便而邪仍未達病延奪精之後陰氣先傷脉數
渴飲病已旬日極易昏变

鮮霍斛　柴胡　只殼　杏仁　麥仁　蔚夏
花粉　竹茹　紫菀　枇杷叶　赤苓

復

表熱較和裏邪未澈脉形細數脘腹陣痛便溏粘
穢舌苔膩黃恐其轉痢

黃芩　甘草　丹皮　查炭　梹榔　澤泻　陳皮
白芍　青蒿梗　竹茹　木香　車前　只殼　佛手

伏暑

嚴

秋杪伏邪濕熱氣滯交蒸三焦窒滯未宣脉濡不暢表熱不揚渴不多飲二便欠利氣機時欲外泄舌苔灰黃邊白高年病涉旬餘恐正不克敵

豆豉　製朴　小青皮　枳實　紫菀　焦楂　赤芍

黑梔　蘇葉　沉香屑　杏仁　旋花　通草　瓜蔞

複

脉弦細數象較和口味作酸耳鳴少寐胃納式微舌苔糙白日前得汗頗多表熱漸和所伏之邪有化達之機而正陰漸虧氣機猶滯高年尚防變遷

伏暑

洋參　桑叶　茯神　只壳　半夏　橘红　左金丸
全瓜蔞　丹皮　牛膝　竹茹　通草　沉香屑

鄭　肝木升逆形寒身熱往來左脉弦數右部寸浮鼻
塞咳嗆頭脹舌苔浮黄陰虧邪戀始從少陽和解

柴胡　前胡　桑枝　陳皮　防風　帶皮水姜
桂枝　豆卷　杏仁　赤苓　枇杷叶　小红棗

復　寒熱較減脉數未和陰虧之體邪伏不暢腹膨不
舒而由肝失調也治宜兩顧

青蒿　青皮　川貝　腹皮　茯苓　帶皮水姜

丹皮　半夏　只殼　砂仁　桑皮　小紅棗

三診　潮熱往來由於陰虧邪戀脉象右手數大左弦細

頻〻氣嗆痰從肺經泄化

炙桑皮　青蒿　川貝　米仁　橘紅

地骨皮　丹皮　茯苓　甘草　小紅棗

四診　日晡潮熱往來腹膨便艱脉細數陰虛邪戀不宜

表散

首烏　青蒿　腹皮　薏仁　通草

鱉甲　川貝　茯苓　丹皮　小紅棗

伏暑

五診　漸熱漸緩欬嗜依然腹膨便艱脾運遲弱左脈結

右手滑大氣火易升肺失肅降再主滋養健化

首烏　冬术炭　大腹皮　半粬　青蒿子　紅棗

生鱉甲　焦麦仁　雞内金　懷山药　桑白皮

史　勞傷伏邪宿癖攻脹寒熱往來頭顱脹楚脉息弦

細而數时逾秋半慮其傳變

柴胡　鱉甲　只實　青皮　羌活　赤苓

桂枝　當歸　砂仁　陳皮　神曲　姜棗

薛　伏邪挾秋燥並發寒熱如瘧汗洩不解脘痞欬嗆

疫中常红，右脉濡小数促，左手小数带弦，舌苔满
责。少寐泛恶，便艰溺赤，邪走少阳，病逾一候，深防
彭浦变迁。

北柴胡　豆豉　淡芩　覆花　川连　滑石　枇杷叶
白前胡　黑栀　杏仁　只壳　瓜蒌　赤苓

沈　津枯液涸，伏邪不得汗解，脉软数，舌乳剥，六十有
七大年，病体因虚难支撑。

洋参　细生地　藿梗　带叶苏梗　橘红　益元散
霍斛　淡豆豉　丹皮　二青竹茹　姜皮　佛手

伏暑

沈　伏邪晚發將及三旬熱勢盛衰不定瘖汗不暢脈象左弦右濡數舌質光紅口渴引飲陰陽邪戀唯恐内傳昏變

柴胡　鮮生地　霍斛　花粉　桑叶　滑石

葛根　豆豉　牛蒡　竹茹　丹皮　枇杷叶

復　病逾三旬蒸熱自汗舌質光紅煩渴少寐悉屬陽明見證脈來軟數陰氣已虛邪戀深可慮也

洋參　知母　桑叶　竹茹　滑石　橘白

石羔　粉甘艸　丹皮　只殼　通艸　西瓜翠

陸　伏暑感秋涼而發挾濕交蒸病經一候寒熱減衰不定界限不分未得准瘧舌苔白煩渴汗多脉象兩手濡數邪伏陽明界至少陽極易內傳

桂枝　白粳米　桑叶　竹茹　赤苓

知母　生石羔　丹皮　滑石　半夏

復　昨宵熱勢畧減得寐片时煩渴亦緩脉象濡小而數舌白口膩小溲色赤濕熱餘邪未澈也

川朴　生石羔　姜半夏　黑栀　滑石　知母

桂枝　炙青蒿　青竹茹　丹皮　赤苓　稻叶

伏暑

鄒　復來表熱仍燒往來有如瘧疾口淡膩甜而渴飲
脈象濡數汗洩頗多濕熱餘邪留伏陽明尚防傳
變
生蒼朮　肥知母　只殼　滑石　黑梔　佩蘭葉
生石羔　白蔻仁　姜半夏　赤苓　丹皮

陸　昨形寒身熱起見得汗未解遍體無力舌苔厚白
思得冷飲脈濡數邪伏太陽之腑積勞之體惟恐
增重姑先疏達
豆卷　廣藿梗　只殼　秦艽　建曲　麦仁　益元散

蘇梗 青竹茹 陳皮 桑枝 赤苓 羌活

復 熱經三日不解汗洩不暢舌白未化頭重以裏便未通行脉仍濡表邪伏半表半裡挾濕互阻仍恐增重

柴胡 藿香 麦仁 竹茹 秦艽 荷邊

豆卷 連翹 只殼 赤苓 姜半夏

三診 翕翕發熱汗不透表昨腑腸得通舌苔薄白滿佈夜少寐脉濡數暑邪濕熱蒸蒸少陽陽明一派務鬆熱解為妙擬解肌透達

伏暑

柴胡　桑葉　川朴　竹茹　陳皮　赤苓
葛根　丹皮　只殼　焦梔　半夏　益元散

四診　病屆一旬，邪滯尚蒸，熱灼汗不透徹，舌白不化，脉濡數，再當和解達邪，勿致增端為妙。

柴胡　桑叶　半夏　只殼　赤苓　水姜
川朴　丹皮　藿香　麦仁　澤瀉　荷邊

五診　伏邪適值一旬，邪滯尚阻，蒸熱汗不透徹，舌苔糙白，脉濡數，邪伏陽明，尚慮傳變。

葛根　桑叶　麦仁　川朴　只殼　荷邊

防風　丹皮　半夏　陳皮　赤苓

八診　熱遍一身口和不渴汗泄不暢舌白不化大便溏泄不爽脉仍濡數伏邪挾濕鬱蒸恐其經邪傳腑擬越鞠法加減

蒼朮　川芎　青蒿梗　赤苓　香附　半夏　佩蘭叶

焦梔　豆卷　丹皮　澤瀉　陳皮　蔻殼

七診　伏邪病旬日汗仍不透熱甚於昨舌苔稍化渴不多飲脉濡帶數痔血頻下陰暑與邪伏於肺胃濕熱下注姑以芳香辛解

伏暑

香薷　扁豆壳　半夏　茯神　滑石　桔梗

葛根　淡黄芩　丹皮　澤瀉　陳皮

八診　熱勢如昨，惟脉數較緩，肢末有时不温，口和不渴，不膩，舌苔仍白。伏邪病經十二日，想勞傷營衛，陰暑濕邪留戀。擬和胃化解。

豆豉（桂枝拌，去桂）　炒丹皮　豬苓　澤瀉　帶皮水姜

鮮荷葉　姜半夏　茯苓　陳皮　平胃丸

九診　表熱仍戀，脉情舌苔如昨，不渴飲，黎明时心胸煩躁，汗泄仍随。想伏邪乘清陽氣難外達，不達則交

兩候俱得汗解方妥

柴胡（鱉血拌） 赤苓 桑葉 半夏 豆豉 萆薢

歸身 竹茹 丹皮 茯神 黑梔 佩蘭葉

十診 兩候之交，戰汗熱解，三數時又來寒熱，今交未刻尚未退，係少陽陽明之邪，有化瘧之象，而未得准。舌仍白，脈濡弦，腑通頗結，和解為主。 伏暑

川桂枝 姜半夏 炙桑葉 枳殼 茯苓 橘紅

柴胡（鱉血拌） 青竹茹 丹皮 茯苓 澤瀉 姜棗

十一診 病機如昨，脈濡緩，舌仍白，不渴，飲病延十六日，邪

鬱溼中擬辛通運脾法

艸果仁　姜半夏　青蒿　只壳　澤瀉　姜皮

生白朮　青竹茹　丹皮　茯苓　陳皮　紅棗

十二診　熱經十七日屢經汗液不解右手脉濡數較弦苔白邊紅不嗜湯飲大便自利恐邪陷陽明之腑淹纏

变打

煨葛根　白朮　桑叶　防風　赤苓　荷叶

淡黄芩　只壳　丹皮　澤瀉　陳皮

十三診　痛泻兩日夜則洒淅惡寒汗洩而熱退不淨寤則

汗出煩躁兩太陽掣痛脈滑數帶弦苔白而薄便溏一派營衛失和脾弱肝升擾屬邪少虛多治之

不易

川桂枝　台白朮　建曲　白茯苓　甘菊炭　鉤勾

大白芍（全瓜）　石決明　麥仁　蒼龍齒　炒丹皮

再診　病逾三旬熱戀傷陰便實寢醒半夜後煩而无寐汗泄頻頻脈形較前平斂而弦滑未和兩太陽仍形抽掣肝陽升動見徵擬清化

羚羊角　桑叶　川貝　龍齒　通艸　米仁　枇杷叶

伏暑

石決明　丹皮　杏仁　茯神　竹叶　鈎勾

周　勞傷陰絡血從下溢已經四月矣復感秋暑新涼

嗆咳起徃來脉左弦滑細右部緩滑遲起孟阻恐

虛淹纏

葛根　歸身炭　粳米炭　柴胡　藿梗　炮姜炭

黃芩　地榆炭　只殼　半夏　陳皮　赤苓　紅棗

吳　暑溼伏邪新涼觸發起經五日汗洩不透非有形

濕邪有化瘧之機脉數舌黃脘悶瞀防昏變

豆豉　北柴胡　焦芩　半夏　赤苓　杏仁

黑梔 西羌活 川貫 藿香 陳皮 六一散 荷葉包

復 伏暑病逾旬日有汗不解痦點密佈口渴便利舌苔邊紅脈息濡數兩耳失聰左腰背疼痛頗甚係跌仆絡傷瘀阻兼舊病也防劫津昏陷

葛根 桑叶 南花粉 滑石 新絳屑 只殼

淡芩 丹皮 青竹茹 通草 歸鬚 荷花露

三診 邪戀少陽陽明表熱不從汗解脈細數耳聾痦發枯色陰氣暗傷重之絡傷瘀阻腰背痠痛病涉兩旬何堪勝任劫津昏陷深可畏也正在險途

伏暑

香青蒿　花粉　丹皮　益元散　赤芍　通草　荷叶

淡黄芩　竹茹　牛蒡　絲瓜絡　歸身　桑枝

四診　伏邪挾濕熱交蒸口渴不多飲舌苔膩黄邊白表

熱夜甚痞癖枯色脈背疵阻仍痛病逾一旬正在

危律

蒼术　知母　鮮葦叶　通草　赤苓

石羔　丹皮　塊滑石　橘紅　鮮稻叶

五診　表熱較和裡邪尚甚爲濕熱遏以致淹纏不解舌

苔中心浮黄邊尖膩白痞點微回脈軟數病將回

病正氣自虧防昏变

平胃丸 桑叶 草果 通草 赤苓 鮮稻叶

丹皮 滑石 陳皮 佩蘭叶

六診 病磨多日正虛邪戀表熱悶不定神耳聾舌苔化

薄脈象數而来勢少力防其虛变

川石斛 丹皮 竹茹 米仁 料豆衣 鮮蓮子

石決明 茯神 橘紅 青蒿子 通草 焦穀芽

七診 病後正氣陰液交虛肺胃濕熱未楚脈細數而軟

舌苔白而尚膩胃納式微神疲耳聾尚慮变端

伏暑

炙桑皮　米仁　石决明　橘白　砂仁殼　青蒿子　紅棗

川石斛　川貝　料豆衣　茯苓　生白芍　焦穀芽

八診　溼熱留戀陽明雖病傷正氣不宜投補舌苔滿佈

膩白蒸熱煩渴擬苦溫辛涼相濟並用

蒼朮　滑石　桑葉　通草　赤苓　陳皮

生石羔　知母　丹皮　生草　米仁　香粳稻葉

九診　正氣稍立溼熱猶戀舌白糜點右手脉形俏數再

從陽明化勿生瘧疾爲幸

金石斛　焦米仁　茯苓　製半夏　通草　野薔薇露

青竹茹　佩蘭叶　苡仁　瓜蔞皮　澤瀉

徐　冷雨淋背寒湿着肺引動伏邪欬嗆痰粘正涉兩旬舌苔滑白寒热往来脉弦宗仲聖法

炙麻黄　北細辛　淡乾姜　大白芍　半夏
川桂枝　五味子　炒蘇子　生甘草　川朴

復　欬嗆稍緩而寒热仍然頭痛腿痠脉濡緩舌白膩新凉引動伏邪搏阻肺胃再重疏化

白前胡　紫朴　蘇叶　半夏　益元散
炒蘇子　杏仁　桂枝　赤苓　荷梗

伏暑

三診　伏邪挾溼熱痰飲釁蒸肺胃蒸熱晨衰暮盛欬嗆痰多舌白膩煩悶畏冷脉濡數小溲短色赤痛通兩旬深防傳變

豆豉（麻黄拌打）　石羔　杏仁　陳皮　半夏

生蒼朮　知母　蘇子　赤苓　鮮稻頭

仲　截瘧之後表邪裡陷傳爲血痢腹痛澼澼不爽身熱不揚脘悶頭痛脉弦數舌白根黄表裡同病勢頗涉險

柴胡　荊芥　羌活　只殼　川朴　車前　清靈丸

前胡　防風　獨活　川芎　歸尾　紅花

復　表邪和而痢較減舌苔薄黄脉弦數不靜溼熱餘
邪未徹

葛根　木香　川朴　車前　陳皮
淡芩　白芍　查炭　只壳　荷梗

杜　納涼引動伏邪熱經九日不解汗雖出而未遍脉
濡數不暢舌白煩渴不多飲邪踞陽明深防昏變

蒼朮　葛根　藿香　通草　只壳　半夏
石羔　知母　滑石　赤苓　黑梔　稻頭

伏暑

復　伏邪病旬日壯熱煩渴汗未透便赤舌苔花黄而薄

脘悶鼻衄脉濡數右手帶弦邪伏深重尚防昏變

擬解肌透達

柴胡　鮮生地　花粉　只殼　硃神

葛根　豆豉　竹茹　通艸　白茅根

三診　壯熱煩渴俱減胸次續佈白痦隱約不透舌白中

心化黄脉右弦數左細小不暢伏邪難達不達而

痧閉律深防昏變

鮮霍斛　柴胡　蟬衣　鬱金　桑叶　赤苓　滑石

豆豉　牛蒡　蘇叶　只壳　丹皮　陳皮　枇杷叶

四診　表热雖退氣分伏邪未澈白痦尚豆便阻溺黄脘痞神情疲倦渴飲势減舌苔根膩脉濡細擬芳香輕洩

青蒿　只壳　蘇叶　牛蒡　赤苓　陳皮　稻頭

丹皮　瓜蔞　蔻仁　佛手　香附　米仁

五診　痦透热解而不餓不納不便神情疲倦異常舌白脉濡細溺赤不渴飲此未了之溼邪尚阻而中陽被困也

伏暑

艸果仁　沉香曲　猪苓　海金沙　廣皮　姜半夏
薤白頭　炒澤瀉　赤苓　瓜蔞皮　防風　炮姜渣

又診　肺經留熱脾家積濕舌白稍化便行不暢今早鼻衄點滴神情倦怠脉濡溺赤日晡小有寒熱再從宣化

炒香豆豉　香附　黑梔　黄芩　通艸　枇杷叶
青蒿　薄荷　寒水　滑石　知母　鮮稻叶

金復（初診失錄）　服後津津有汗神識时清脉促亦減

細生地　青蒿　歸身　荊芥　芝麻　蟬殼

豆豉　桑叶　橘红　竹茹　茯苓　夜交藤

三診　神識清脈較暢熱稍盛胸悶佈瘖舌白中剝偏體酸疼

柴胡　荆芥　細生地　當歸　茯神　荷梗

葛根　牛蒡　豆豉　赤芍　橘红

四診　昨瘧至熱勢頗盛徹宵煩燥無寐黎明雖得汗解而尻尾痠隨陣作此瘧熱逼胎殞產之象產後虐波莫測也備方於臨產時以助氣血血得瘧邪未識何如

伏暑

洋參　杜仲　白芍　川貝　炙草

歸身　續斷　兔絲餅　茯神　蓮子

五診　熱勢較衰，脉息較平，似形氣象中脘虛痞，耳鳴頭暈，麻纖頻下，神倦畏煩，赤白無津，半刻產值五朝，陰竭陽脫，變端莫測，宗景岳理陰煎法。

熟地　歸身　炮姜炭　丹皮　料豆衣　花粉　佛手

洋參　炙草　白芍（桂枝炒去桂）　茯神　生鱉甲　紫石英

六診　產後瘧疾留戀，八脈空乏，從背起熱至腰并左脇下結塊未平，腹痛，便行不實，舌質黃色俱白動形汗洩，脈細數而軟，頭痛耳鳴，純虛之體，當此炎熱鑠爭，陽隨汗洩，陰被熱傷，何堪勝任。擬和陽益陰，兼理肝脾以化之。

鹿角膠　杞子　於朮炭　川楝子　沉香曲　老姜
龜脊甲　川貝　茯苓　大白芍　大麥仁　紅棗

楊　伏暑

伏暑病半月，表熱曾熾，刻下已退，大便曾得，今八日不解，頻轉矢氣，脘痛非按，神倦，杳不思穀，有時煩躁，舌苔灰白垢膩，脈息弦滑，思得冷飲，心中悸宕。此屬高年素屬操勞，中運失健，不克托邪外達

日擲陷腑挾溼熱痰滯涸清氣機旋之窒痺深防厥變孰同　星垣先生議腑病以通爲補一法

佩蘭叶　川姜皮　姜半夏　只壳　竹茹　茯神　佛手

薤白頭　焦建曲　萊菔子　麦仁　橘皮　丁香　姜渣

復　昨宵仍得安寐頃腑通兩次不實神倦心悸納穀

式微舌苔依然灰白不渴飲脉右部濡軟右手弦

滑仍大少柔和之象高年中陽失運胃氣易以溼

熱痰滯未撤呃逆雖平尚在險途　仝徵云星垣先生

議和中通陽降濁疏運法以冀胃醒方許安吉

人參鬚　雞白頭　焦麦仁　赤芍　茯神
淡乾姜　焦神曲　益智仁　橘紅　水姜

三診　腸瀉頻通五次糞下蚘虫而溏薄夾襍粒屑遂起瘦滯雖由微以傷化而胃陰暗戕腸液暗耗腸胃虛火上炎此口糜之所由來也舌苔已經剥落左脉弦細右關細軟乏力尺寸不斂思得冷飲小溲不多高年病後尚餘形瘦色蒼内火必熾須仍節慾戒煩慎口勿致生波為妙今　星垣先生議扶養胃陰以退虛火豈能旦夕圖功也庶　正

伏暑

製洋参 莧麦冬 生草 白芍 半夏 乳霍斛

人参須 烏梅炭 炙草 茯神 秫米

王

肝腎陰虛氣滯為脹痛腹膨本病也邇日暑風襲

於肺胃痰滯互阻以致肌表發熱〻經三日已得

汗解脘宇通欬嗆痰多小溲淡黄舌苔浮黄根濁

渴不嗜飲脈左弦右濡數足冷火升肝陽易擾餘

邪未徹勢恐復熱姑以清化運中畧佐潛陽先治

其標

鮮荷叶 前胡 沉香曲 竹茹 夕利 茯神 佛手

炒丹皮　蘇子　生石斛　只壳　半夏　石决明　益元散荷叶包

刘

伏邪病旬日起衰不淨邪陷痦汗而渴無如陡然躁虐神倦音低咯痰氣促舌苔化為糙白口乾恶冷脈细数左部更覺少神肢清時欲牽動譫語喃喃内風痰火涸擾大便未通腹不堆按究係邪少虛多深慮喘變致脱備方商　梅圃先伯敬

參須五分　茯苓四錢　桑叶一錢半　殊神三錢　竹茹一錢半　麻仁三錢　珠粉一分

桂枝一分　川貝三錢　丹皮一錢半　小生地四錢　炙草一錢　鈎勾三錢

伏暑

復

神情更覺疲倦肢冷過肘咳痰稠膩重有呃忒表

分之熱蒸遲不淨脈細數左部細促無神胸次白
痞不暢面油色黯黝病經十有一日元陰內虧陽分
更虛伏邪未得清澈痰火溷擾內風暗動恐亡脫
變豈不慮乎　擬圖湊　用時世謀仁壽之策識一字
無假請真正虛邪不易化雖有樞機一二亦不足
恃也今擬培本固陽以救今日秋分節逆之氣恐
長驅入漢關耳

人參　阿膠　麻仁　丁香　竹茹　括樓根　煨姜
桂枝　生地　炙草　刀豆子　橘紅　雲神　黑棗

三診（馬梅圃診）風傷衛過煖汗泄傷陽〻津陰液交虧症見風動之象有厥脫之危脈軟甚勉撥頗幸復脈亦仲景邪少虛多之一例恐鞭長莫及耳豈發痙瘛之症耶哉　南疇世講仁臺　政

人參　炙草　阿膠　麻仁　桂枝　括蔞根

麥冬　生地　茯神　煨姜　黑棗

伏日書

四診（梅圃診）進溫補法僅止冷汗四肢仍不能溫氣促神倦脈濡細不鼓指必至渙散此腎虛陽不內守二氣離脫之象呃忒雖止亦不足為轉機夫腎藏精〻以

按此真經旨之言不誣也。勉擬一方以盡人事。

熟地　故紙　鹹蓯蓉　白芍　遠志　牛膝　石菖蒲

肉桂　淡附子　山萸肉　茯神　杞子　人參

又

脉細如絲，肢冷如石，竟無急促，並有呃忒，譫言則舌本不利。夫少陰之脈挾舌本，雖是腎虛陽不內守，悠悠之脫變就洄瀾之逆，恐樹根艸皮終難以挽，因勉備方請楊圖老伯教。

河車　熟地　故紙　杞子　天冬　山萸肉

附子　人參　鹹蓯蓉　肉桂　雲神　白芍

戈

新凉挟滯引動伏邪病九日於截瘧之後少陽之邪竊踞陽明身熱乍盛乍衰肌膚汗泄頗多胸次白痦不透舌苔膩白中心嫩黃脉弦滑而數頻飲瓜漿大便自利小溲短赤神倦音悶熱邪猶逗遛中深處正氣不支而致昏變同　子顯先生議苦温化溼辛凉泄熱佐引導少陽之品冀得轉瘧或能痦透乃幸耳

生雲术　肥知母　柴胡鱉血拌　蟬衣　赤苓　益元散　只殼

生石羔　沉香汁　黃芩　牛蒡　通艸　蘇更　稻頭

伏暑

毛　陰虛伏邪病纏兩月常鼻衄大下寒熱類瘧間日

尚未得止脉細弦而數夜中見紅肺胃餘熱未楚

邪少虛多擬和養以化之

首烏　西斗　鱉甲　半夏　乳霍斛　水姜皮

洋參　丹皮　川貝　牛膝　亦姜皮　小紅棗

復　寒熱霍亂而輕緩脉細弦而軟夜紅已止舌苔

白胃納減少素體伏邪易瘧仍當兩和營衛以化

之

首烏　鱉甲　丹皮　製半夏　焦穀　紅棗

洋參　青蒿子　川貝　生麥仁　茯苓　谷芽

鄭

刻診脉細軟帶數煩則火升面不華色肝陰素虧
病後未復肝陽易升也擬和補潛陽法
洋參　石決明　浮石　白芍　半夏　紅棗
首烏　蘇子　料豆衣　茯神　橘紅　谷芽

袁

晚發病溼熱邪滯混清寒熱類瘧盛衰靡定胸痞
脘痛便秘溺赤舌苔灰黃根垢光糙脉左弦數右
細數不暢汗洩未透徹夜未能安寐病經六日邪
伏少陽〻明以致熱盛則煩渴衰則口和陰虧〻

伏暑

質時交冬令邪滯未達須得准瘧方穩否則恐傳

變端昏撚和解宣達法　羊江先生主裁

柴胡　黑梔　瓜蔞實　蘇梗　杏仁　赤苓　萊卜汁

豆豉　枳實　青竹茹　建曲　鬱金　陳皮

復

冬令晚發病經十有三日寒熱於暮盛衰不定感

則必洒形凜而起夜不安寐脘痞噫噯不舒邪踞

少陽陽明胃津液耗餘邪未撤舌苔中心焦紅邊

糙脈左關弦尺寸濡右手滑數營如營陰暗鑠邪

由氣分漸逼營分癸信適至隱忌五臨血室而發

昏變當以存陰洩化佐以和解宜慎爲上

柴胡（鱉血拌） 鮮生地 雲神 桑叶 竹茹 通草 保和丸

歸身 豆豉 鮮霍斛 丹皮 只殼 沉香屑 鮮佛手

三診 表熱稍衰口和不渴昨宵稍得安寐而苔色焦黃中心津涸脘腹微痛噯氣不舒脉右滑稍平左仍弦數帶濡病逾兩旬津劫邪戀陽明積滯未澈恐熱勢復熾昏變之虞再當存陰和解宜從之法冀得由微轉輕爲妙矣上

鮮生地 鮮霍斛 丹皮 查炭 焦麥仁 竹茹 雲神

伏暑

豆豉　香青蒿　沉香然　只殼　瓜蔞仁　通草　鮮佛手

羅　表邪下感作寒未得透汗晝夜依然無寐刻診視
寒慄頗甚已亂不甘渴飲脉象左手弦數右部濡
數帶滑舌苔中心焦厚而圓邊不饒絳腹痛拒按
呻吟不舒病經十有六日腑閉未通未暢想是陽
明積滞互阻以致少陽邪惡不解未得准瘧也尚
慮傳變擬以宣通和解冀得腑通表達庶幾轉機

木香檳榔丸　青蒿　紫花　茯神　歸身　野薔薇露
全瓜蔞　丹皮　霍斛　通草　沉香

五診　刻診脉兩手滑數帶弦便阻腹脘痛脹拒按舌津
仍涸中心焦厚亦是陽明邪滯互結表未達汗病
已十七日　極易陷厥風動再主導腑化邪
脾約麻仁丸　香青蒿　葛根　淡黃芩　殊神　歸身
全瓜蔞　鮮霍斛　紫菀　元明粉　通草　野薔薇露
伏暑奪精

范　伏邪晚發起於奪精之後陰氣先傷陽邪耗精爍
液身熱煩躁不寐脉數不暢舌苔糙黃甫經五日
雖有汗泄而邪未外達深防劫津昏陷

伏暑奪精

柴胡　豆豉　竹茹　知母　桑叶　茯神

瓜蔞皮　黑梔　只殼　丹皮　通草

復　刻診視表熱和而脉不靜不得飲物形汗淺舌苔

糙黄根垢夜煩少寐病起奪精之後有經六日邪

達未暢陰氣自傷攻補兩難之際擬以和化為穩

川石斛　只殼　焦曲　橘紅　鮮稻根

竹茹　茯神　瓜蔞皮　北秫米　紅棗

三診　陰氣先傷陽氣獨發邪氣內藏於心外舍於分肉

之間不定但熱無寒癉瘧熱甚則消渴煩悶刻診

脉濡数舌红苔黄。温邪伤津液，内传之变。宗仲圣甘凉清养法。

蘆根　知母　桑叶　滑石　竹叶　薄荷露

括蒌根　霍斛　丹皮　通草　橘红

伏暑夺精

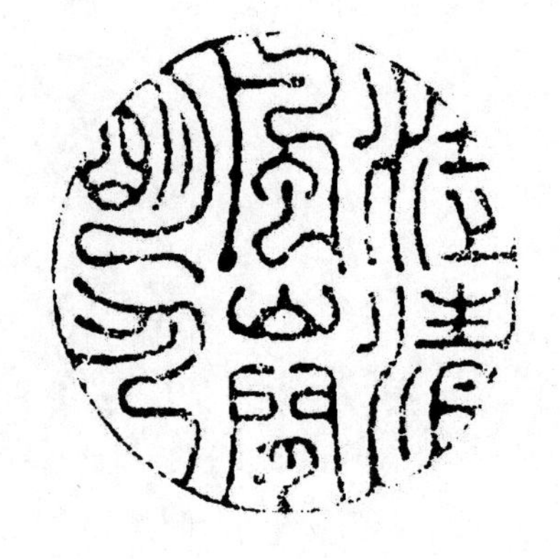

葑溪王南疇方案卷二

秋燥

胡　肺陰不足肺熱有餘際此秋燥觸發紅疵肛漏蹤水不斷脈形細數咳嗆瘦多乃損怯之根藥力佐以怡養以冀帶疾延年

沙參　地骨皮　復花　牛膝炭　炙草　藕汁

桑皮　絲瓜絡　黑梔　丹皮炭　茯苓　參三七

尤　秋燥外感肺失清肅咳嗆氣逆胃亦不和惡聞食臭法宜潤燥養胃

沙參 川石斛 海浮石 茯苓 穀芽

麦冬 川貝母 姜皮 杏仁 紅棗

陳 風燥内伏新涼外束咳嗆氣逆齒痛咽疼痰中帶紅肺絡暗傷脈形細滑體質陰虧治先疏解潤降

前胡 丹皮 旋花 蔞皮 黑栀 甘草

桑叶 牛蒡 浮石 象貝 橘紅 藕汁

張 秋燥傷肺咳嗆痰粘咽嗌不利脈細滑機從上焦潤降

玉竹 蘇子 海石 橘紅 生草

桑皮　復花　川貝　茯苓　油秋梨膏

魏　營陰不足風燥上侵口乾咳逆頭脹脇疼脈象細
弦而數先以辛解潤降

前胡　桑叶　花粉　象貝　橘白　豆黄卷
杏仁　丹皮　白薇　冬瓜子　黑栀　枇杷叶

冬温

俞　形寒發熱日晡爲甚汗未能透舌白口乾温被寒
束邪襲肺胃防其熱陷昏喘

葛根　豆卷　只殼　赤苓　焦曲　陳桑枝

冬温

麻黄　杏仁　吉更　查炭　通艸

施　温邪挾滯熱灼咳嗆舌白根垢脉乱不暢病已一

候恐其内傳變重

豆豉　前胡　焦曲　杏仁　赤苓　葱白頭

蘇葉　川朴　只壳　陈皮　查炭

陸　冬温时邪發熱無汗欬嗆脇痛舌紅苔黄口乾脉

數不暢驟發無寐便溏勢恐喘陷之变不可忽視

麻黄　杏仁　玉竹　米仁　羌活　橘白

桑叶　甘艸　白薇　葛根　淡苓　青木香

復

昨宵得汗不遍，欬痰氣急，舌紅苔黄滑，不引飲，脉濡數不暢，胸脇隱痛，病經旬日，温邪内伏，暴寒外束，仍防昏喘之虞

水炙麻黄　玉竹　杏仁　覆花　米仁　葛根　枇杷叶

煨石羔　海石　生草　橘白　白薇　黄芩　青木香

三診

灼熱減而得汗未遍，欬痰氣急，呻吟，脇痛，舌質淡而苔薄，脉仍濡數，病屆兩旬，温邪遏熱留戀，尚慮變遷

桑叶　前胡　杏仁　通草　橘白　海石　枇杷叶

冬温

玉竹　米仁　滑石　赤苓　象貝　白薇

金　温邪挾濕熱，脅疼痛涉月餘，晝安夜熱，脉弦數，苔膩黃，深慮傳變。

豆豉　青蒿梗　竹茹　米仁　丹皮　只殼

黑梔　淡黃芩　花粉　澤瀉　赤苓　枇杷叶

陳　温邪寒熱，脅腸痛，氣喘，脉數，形凜，欬不暢達，防發熱神昏。

生麻黃　杏仁　甘草　復花　只殼

製朴　蘇子　吉更　海石　青木香

瘧

顧　前患三瘧營衛久虧月初續感新邪以致復瘧數番遁日神情疲乏脈弦數左較大正氣日虧瘧邪未楚法宜和補泄化

首烏　半夏　竹茹　茯苓　草蔲　青枚

白朮　陳皮　只殼　金毛脊　杜仲　姜棗

褚　瘧發不透從來仍行遍體浮腫勢欲成臌脈沉細理之非易

柴胡　青皮　砂仁　腹皮　澤瀉　焦麥　水姜皮

桂枝　赤苓　紫苑　川朴　青皮　陳麦柴

周　三瘧早截暑邪仍困於中恐其変病

柴胡　半夏　淡芩　白术　赤苓　紅棗

桂枝　陳皮　只壳　竹茹　防風　水姜

王　伏邪晚發寒熱如瘧起將二旬從未達汗脉濡滯

而數舌白滿佈嗜臥半夜溼勝之體更屬淹纏慮

其變遷

柴胡　川朴　半夏　黄芩　滑石　陳皮

桂枝　豆卷　焦曲　只壳　赤苓　桑枝

復　瘧發不遞溼蒸膜原苔如積粉脈濡擬宗吳氏法

參入芳香

檳榔　只實　白芷　焦曲　陳皮　澤瀉

川朴　柴胡　防風　蘇葉　藿葉　姜棗

三診　舌白不化微寒身熱往來溼濁蒙混脈濡滯仍慮

傳變

薤白　附子　陳皮　防風　澤瀉　姜

桂枝　蒼朮　只殼　半夏　蔻仁　棗

吳　瘧癖脹大漸至腹膨擬丸劑緩調以冀漸次轉鬆

瘧

勿致延緩一切起居飲食宜慎

補中益氣丸方　鱉甲煎丸方　先服半月

林

瘧纏一月截止復作寒微熱盛乾嗆經阻瘧作日
則便溏脈小數肝脾肺三臟交病理之非易

柴胡　防風　半夏　羌活　青蒿　查炭

香附　川貝　青皮　前胡　茯苓　姜棗

周

瘧傳肝脾寒熱亂來形瘦萎黃浮腫大腹膨硬痛
積根深最難調治

柴胡　冬术　雞金　乾蟾　麥仁　帶皮水姜

茯苓　白芍　陳皮　紅棗　腹皮

趙　時邪病淹纏五月陰氣孤絕陽氣獨發不寒但熱往來有似癉瘧厥陰肝風外擾爲頭痛時作時止頻頻嘔惡即肝風乘擾陽明肌肉消爍脈形數大深防厥變

洋參　知母　竹二青　石決明　白芍　鈎勾

石斛　半夏　胡黃連　甘菊　橘紅

王　似瘧非瘧淹纏半月暑邪未澈陰氣先傷脈細數舌黄苔脘痞拒穀年逾花甲恐其反覆生波

瘧

洋參 藿梗 只殼炭 陳皮 通艸 稻葉

青蒿 益元散 蔻仁殼 竹茹 荷梗

許 瘧後營衛兩虧，邪伏暑兼風邪觸動，新涼客

熱往來，傷瘧總減，氣陽脈形濡弱，瘧至則頻頻泛

嘔，邪伏少陽之明也，深慮淹纏變遷，當先和解一

法

鱉血拌柴胡 半夏 竹茹 砂仁 赤苓 小紅棗

土炒冬术 桂枝 焦麥 大棗 姜渣

復 瘧雖止而不時轟熱，脾虛便溏，胃虛減穀，多進則

脹悶怒易起頻頻咳嗆兩手脈芤數不斂形色晄白防起虛波又慮淹纏涉怯

洋參　桑皮　丹皮　雞內金　麥仁　砂仁　夜交藤

冬术　白芍　茯苓　半夏麯　歸身　山藥　元稻根

三診　病後色脈皆虛脾胃大困稍進穀食則脘脹不舒且便溏泄中氣既怯頭暈汗洩虛陽升動深恐氣作喘脫之變

高麗參　霞天麯　牡蠣　杞子　白芍　苡仁　木香

製川附　冬术炭　丁香　茴香　木瓜　桂枝　紅棗

瘧

四診　脉氣較斂胃納稍增尚覺苦味動則耳鳴頭暈腹

膨跗腫氣營交虧尚慮處波加慎調攝為要

西麗參　冬朮　薤白頭　牡蠣　白芍　查炭　川貝　姜

熟地　川附　雲天出　杞子　麦仁　車前　蓮肉

五診　形神色脉較振胃納由漸增腸左脇下膨硬不舒

動則耳鳴眩暈肝脾氣滞素陽易升所致也前法

既投加減繼之

西麗參　冬朮　青皮　小茴香　杞子　茯苓　焦出

熟地　雲出　白芍　製川附　料衣　牡蠣

金

營分素虧夏秋來吸受暑邪病入兩旬寒熱如瘧

止陰愈虧餘邪未澈口渴日晡微熱口乾頭暈胃

納減少脈形濡細乏力舌苔糙白深慮淹纏難復

姑以和養陰化

洋參　丹皮　薏仁殼　茯神　通草　佛手

青蒿　霍斛　沉香曲　只殼　澤瀉　稻頭

復

微熱勢減頭暈口乾脈細數帶濡咳痰氣穢納穀

易脹此陰虛氣弱陽明熱未楚再當清養泄熱以

宣氣分

瘧

洋参 桑叶 石決明 橘白 川貝 通草 半曲

鱉甲 丹皮 竹茹 只壳 滑石 沉香 野薔薇

王 吸受秋暑並感新風伏於營衛之舍傳為間瘧之

發不透脈數帶弦法宜和解透達

柴胡 川朴 竹茹 半夏 赤苓 陳皮

藿香 益元散 只壳 焦曲 豆卷 姜棗

朱 瘧傷營衛伏邪未徹色皖脈芤寒熱往來遍體微

增浮腫恐傳瘧癆

首烏 柴胡 川貝 腹皮 帶皮苓 前胡

黨參　桂枝　茯苓　杏仁　澤瀉　姜棗

沈　病後四旬，脾胃交虧，寒熱以瘧，色晄浮腫，脘痞減穀

鱉血拌柴胡　桂枝　腹皮　製半夏　澤瀉　煨姜
廣皮　白朮　桑皮　川貝　帶皮苓　砂仁　棗

復　面浮色晄，正氣自虧，寒熱往來，伏邪未澈，脈軟數，脘悶拒納，深慮瘧波變幻

青蒿　竹茹　砂仁　麥仁　川斛　廣皮　姜
黃芩　只殼　焦曲　赤苓　紅棗　焦谷芽

瘧

刘　欬嗆抱半尤甚脉象濡滑三瘧久纏肺陰自虧客
邪未楚法宜潤養

玉竹　前胡　杏仁　桑皮　生艸　甜梨膏
蘇子　旋覆　川貝　海石　橘紅

邱　瘧逾半年寒熱尚重肝脾氣滯兩脇下勢將結母
乃穀䐜脹脉弦滑帶數營衛已虧溼熱未楚防其
成臌

柴胡　桂枝　青皮　鱉甲　雞金　木香　薑
黃芩　川朴　香附　砂仁　半夏　赤苓　棗

復

刻診脉弦大而滑，滑主乎痰，弦大為邪勢未衰，以致寒熱並盛，兩脇痞母攻肢，營衛雜亂，終不能驟補，姑再和解祛痰

鱉血拌柴胡　檳榔　桂枝　砂仁　白芍

蜀漆（洗去腥）　瓦楞子　鱉甲　半夏　薑　棗

胡

三瘧後寒熱亂發，病經五月，正虧邪戀，脉濡細，姑與和解

柴胡　桂枝　半夏　川貝　砂仁　姜

品粉　淡芩　陳皮　鱉甲　茯苓　棗

瘧

陸

秋涼挾滯引動伏邪身熱時復寒凜脘脹作痞口膩泛惡脉濡數不暢舌苔薄白刻下得汗不多嗽夜不寐便阻溺少甫經四日邪滯未達惟恐傳變

豆豉　蘇梗　半夏　青皮　貝元　荊芥

黑梔　川朴　陳皮　茯神　通草　保和丸

復　熱經五日之前素隱癖不遂脘悶腹脹漾漾泛惡舌白膩時有形寒脉濡數不暢是有風溼滯鬱伏仍防傳變

荊芥　羌活　蘇梗　陳皮　焦六麴　豆豉　赤苓

防風 川朴 薏仁 香附 姜半夏 枳殼 佛手

三診 昨宵戰熱較壯脘悶煩渴視表熱已解邪有轉瘧之機而得汗未遍腹膨脹舌白膩脉濡數便阻暑風濕滯尚伏准瘧方妥

柴胡 桑叶 川朴 沉香曲 姜夏 青皮 桔梗

葛根 丹皮 香附 枳殼 羌活 赤苓

四診 中脘較昨不舒徹夜無寐舌苔化黄脉仍濡數胆胃伏邪未徹防寒熱旋來

瘧

青蒿 竹茹 薏仁 蘇叶 瓜蔞 橘紅

丹皮　枳殻　沉香曲　茯神　半夏　佛手

五診　間瘧寒戰熱盛盛則神昏譫語舌紅苔黄煩渴引飲脉弦便阻溺少少陽邪滞背蒸汗未透徹猶恐變遷

川連　蔞仁　知母　竹茹　黑梔　通艸　茯神

柴胡　麻仁　枳殻　焦曲　丹皮　滑石　荷梗

六診　昨宵寒熱大便仍阻舌黄邊紅溺少腹膨脹不舒脉濡頭脹少陽伏邪陽明積滞今日瘧至之期和解中稍佐宣腑

鱉血拌柴胡　姜半夏　只殼　黑梔　蔻仁　滑石
全瓜蔞　沉香曲　麻仁　紫菀　通草　白蜜

七診　脘悶雖通不暢　舌苔灰黃　口味泛甜　脈濡數　右部不暢　少陽〻之邪挾溼熱鬱蒸　恐瘧雖驟止　莫得汗透爲幸

佩蘭叶　花粉　柴胡　竹茹　只殼　滑石　佛手
炒香豆豉　知母　淡芩　當歸　橘白　茯神

八診　脘悶已通不暢　口甜泛惡　經事先期而至　舌苔化白微灰　惟恐邪傳血舍　刻下瘧已止　擬和解疏降

瘧

蒿梗　蘇梗　姜皮　代赭　竹茹　金石斛

丹皮　澤瀉　復花　姜夏　茯神　佩蘭葉

九診　昨瘧未止胸脘仍痞不食不飢不便陽明伏邪未

澈舌白口膩脈濡數再主宣化

平胃丸　金石斛　姜夏　只殼　通草　茯神　姜渣

春砂仁　全瓜蔞　杏仁　蔻仁　復花　秫米

十診　瘧止後濕滯未了便阻腹痛舌苔薄膩脈濡神倦

宜慎風

沉香　金瓜蔞　只殼　查炭　姜半夏

春砂仁 大麦仁 通草 杏仁 野薔薇露

十一診 瘧後肝脾不和腹膨便溏脈濡細舌苔薄白當和中洩木

冬朮 白芍 沉香曲 香附 小茴香

醋炒青皮 茯苓 春砂仁 腹皮 帶皮水姜

陸 利溲止而瘧不休得汗頗多脈細弦經脈伏邪未澈忌口為要

鱉血拌柴胡 前胡 查炭 杏仁 只殼

草果仁 香附 車前 焦曲 姜棗

瘧

張　霉熱如瘧日晡時作日前曾見鼻衄此伏邪晚發
立半表半裏脈弦數經居三月治宜兼顧
蒿梗　竹茹　赤芍　橘紅　只殼
子芩　黑梔　連翹　茯神　藕肉

胡　病傷氣營〻衛失諧為寒熱交爭形瘦骨立脈數
此神病情若此慮〻轉脫深可慮也
洋參　白芍　霍斛　蒿子　生地　牡蠣　稻頭
首烏　桂枝（合炒）　麥冬　丹皮　砂仁　茯神　紅棗

朱　陰虛邪戀寒熱類瘧欬引脇痛氣機急促脈細弦

而數舌苔薄黄根垢便艱溺赤形瘦納穀減少恐涉虚波

青蒿　首烏　桑皮　蔞仁　麻仁　小紅棗
鱉甲　復花　紫菀　只殼　川貝

王

寒熱似瘧欬嗆甚則血溢體瘦頭脹脉左濡右弦數舌白苔膩屬經汗洩脘痞便阻風邪暑濕鬱於少陽肺衛勢屬淹纏

柴胡　紫菀　川朴　秦艽　赤苓　雞蘇散
前胡　杏仁　羌活　米仁　枇杷叶

瘧

復　寒熱往來畧分界限雖仍非瘧而脈數不靜舌苔
　化黃根膩少陽伏邪未徹尚慮傳變
青蒿　竹茹　只殼　姜皮　赤苓　紅棗
丹皮　川朴　秦艽　陳皮　澤瀉

又　邪伏三陰發為痎瘧已匝月矣寒微熱盛汗泄頗
　多脈細數舌苔薄白得穀則脘腹䐜脹肝脾氣滯
　恐結瘧母淹纏病也
柴胡　鱉甲　香附　雞金　半夏　佛手
青皮　桂枝　砂仁　只殼　赤苓　姜皮

楊　瘧後肝脾氣滯左脇下結癖攻脹納穀不舒極易鼓而成脹脈細弦背寒時作宗逍遙大意加減

水炒柴胡　土炒歸身　帶皮苓　沉香曲　春砂仁　每日早午晚服三次薑棗湯

帶皮冬朮　土炒白芍　炙雞金　醋炒青皮　法半夏　送鱉甲煎丸十粒

汪　形寒身熱往來間日而作暑濕之邪趨入少陰間瘧之象也脈濡舌黃小溲短赤汗雖多而未透尚防傳變擬和解

柴胡　川朴　只殼　滑石　赤苓　荷梗

薑半夏　竹茹　焦曲　澤瀉　陳皮

瘧

復　間瘧寒熱尚未解，時作頗多，脘悶泛惡，渴不多飲，舌苔膩黃，少腹脹膨，脈細濡帶數，少陽之邪與陽經濕滯鬱蒸，以苦辛和解。

茅朮　淡芩　滑石　半夏　只殼

川朴　柴胡　澤瀉　青皮　赤苓

三診　脈濡細而數較和，舌苔化薄，時作寒熱未止，暑邪去而濕熱未楚，所以口中泛膩作苦，納穀呆鈍也。

川石斛　蒿梗　竹茹　赤苓　陳皮　荷梗

生茅朮　丹皮　只殼　滑石　通艸

陸　去年曾患三瘧肝脾營衛失和右脘結癖攻脹逼日寒熱乱發脈濡數久之恐癖散成臌

柴胡　桂枝　腹皮　沉香　砂仁　藿香

青皮　白芍　木香　半夏　陳皮　姜　棗

周　三瘧淹纏五月左脇結母攻脹寒熱紛爭退無汗濇脈濡數不暢肝脾兩傷恐增浮腫腹滿擬養正和邪佐以披剔

西棉芪　桂枝　山甲　川貝　鱉甲　炙艸

柴胡　歸身　半夏　鼈甲　陳皮　雞金　每日早午晚服鱉甲煎丸十粒

瘧

莊　三瘧已逾半年肩背痠楚乏力咳嗆腹膨脈弦細

便易溏此肺脾腎三陰交虧營衛失諧理之棘手

党參　沙參　綿芪　麥冬　木香　川貝

首烏　橘紅　當歸　白朮　半夏　姜棗

痢

金　暑濕熱三氣留於陽明之腑爲下痢紅積少腹膨

脹小溲欠利裏急後重淋淋不爽脈沉弦而數先

以通因通用法

陳製軍　歸身　南查炭　炒澤瀉　地榆炭　焦夏

炒赤芍　青皮　車前子　煨木香　只殼

孫 初診失錄 痢次仍然，陰傷而濕熱未楚，留於腸胃之間，與血相搏，脈弦數而軟，舌根苔黃，尊年殊慮虛波。

煨木香　黃芩　歸身　南查炭　粉甘草　地榆炭

苦參　白芍　車前　煨葛根　荊芥　炒銀花

復　痢次稍緩，脈較數，正氣較虛，濕熱未清，須纏變端，深爲慮也。

焦冬术　石蓮肉　煨葛根　茯苓　生草　稻叶

生白芍　查炭　炮姜炭　木香　車前

痢

陳　表邪裡陷下痢血積利次漸減續增寒熱裡邪有
達表之象脉弦數入瘧乃妥
柴胡　羌活　赤苓　木香　只殼　歸尾　赤芍
葛根　川朴　查炭　檳榔　車前　紅曲　荷叶

夏　下利紅積起見昨增身熱往来不克准瘧欬嗆不
爽便溏頭脹脉右手濡滑而數左濡細全無汗洩
暑溼風邪鬱蒸三焦病已月餘恐其內伏变遷
蘇夏　柴胡　香薷　杏仁　只殼　赤苓　荷叶
藿夏　前胡　川朴　焦曲　豆卷　陳皮　枇杷叶露

仲　久痢久嗽肺脾腎三陰交虧浮腫氣滯喘坐不得

卧脉细危年極易变

党参　紫石英　麦冬　半夏　陳皮　五味子

熟地炭　蘇子　肉桂　冬术　茯苓　带皮生姜

潘　表邪裡陷身熱後下利血積腹痛不爽脉沉弦舌

苔薄白时值秋半恐淹缠变迁先以宣通導滯

川朴　槟榔　青皮　歸尾　红曲　車前

藿梗　只实　查炭　陈皮　滑石　延胡索

田　暑毒陷腸下利紅積

痢

清靈丸　川朴　查炭　延胡索　炮姜　紅曲
木香　檳榔　車子　赤苓　陳皮

復　痢次已減腹痛不止脈尚弦數邪滯未撤也
車前　檳榔　紅曲　查炭　赤苓　陳萊菔英
木香　只實　青皮　黄芩　陳皮

丁　痢次雖減嗌塞不暢脈沉弦陽明濕熱抗阻未入
坦途也
建白蜜　萊卜汁　秋水丸
只殼　車前　歸尾　赤芍　生草　查炭　燈心

仲（前方未錄）浮腫不退，腹膨䐜脹，久痢紅積，脾腎陽虚，肝木順乘，脈細惡寒，仍慮中滿。

土炒白朮　肉果　青皮　歸身　木香　車前　水姜皮

製川朴　吳萸　柴胡　赤芍　赤苓　砂仁

于　肢冷腹痛，無晝夜，痢下數次，滯滯不爽，脈沈滯，風邪濕熱蘊滯猶存，宜溫通疏導為主。

肉桂　檳榔　吳萸　只殼　澤瀉　赤苓

炮姜　查炭　木香　半夏麴　車前　陳萊卜英

姚　下痢血積，腹痛雖減，而下仍不爽，舌紅苔黃而垢。

脉弦數暑溼熱蘊伏腸胃時值深秋不易即止恐
痢多傷陰兩經口糜呃忒

白頭翁　黄柏　歸尾　地榆　車前　查炭
川連　秦皮　赤芍　銀花　生草　清寧丸

潘　下痢血積腹痛滯滯不爽已經百餘日來去年曾
有痢根脉形濡數面浮跗腫肝脾兩傷恐延休息

葛根　白頭翁　香連丸　歸尾　紅曲
白朮　北秦皮　延胡索　赤芍　薺菜花

許　陽明伏暑溼熱熱見陰出肺經為欬嗆肺與大腸

相為表裡表邪裡陷入腑以致下痢血積腹痛後重脈弦滑者火而耳失聰陽明火旺上蒙清竅也治宜兩顧

製軍 白頭翁 丹皮 查炭 杏仁 車前
木香 桑叶 滑石 只殼 澤瀉 枇杷叶露

徐 木鬱土中脘腹䐜脹血痢減而未止脈濡數再以和中伐木勿致延緩為幸

冬朮 肉桂 查炭 歸身 水姜皮
煨葛 葱管 絳屑 白芍 小溫中丸

痢

費

先患痔漏續換下利血積有時色雜黃紫晝夜六七次腹痛繞臍攻逆漉漉作鳴利下後痛尤甚小溲頻瀝音蒼萎白面色浮㿠兩手脉俱濡細軟散此係平素操煩傷脾營分暗弱氣陷不舉遷延久積蓄蘊腸腑正氣失宣病纏百餘日胃氣亦微困億納穀式微且無味深慮虛波降起況病本淹纏延成休息亦屬累事且痔漏生管斷難收斂用藥姑仿揩手勉擬東垣法加減

黨參　於术　柴胡　归尾　苦參　炮姜炭　烏　陳倉米

綿芪 炙草 升麻 木香 車前 延胡索 川霍斛 臟連丸

復 病機如昨，兩手脉濡數稍有神，昨宵痢下一次，色帶粘黄，滿腹隱隱作痛，舌苔薄白，小溲仍閉，究屬中下兩虧，濕熱逗留，腸腑氣滯不舉，再擬東垣益氣升舉，參入疏化分理，以顧痔漏，但急切不能脫體，冀乃痛止溲通，胃振思納，便步佳境，否恐虛波莫測也。商正

党參 升麻 於朮 炙草 歸身 木香 黑炮 陳倉米

綿芪 葛根 防風 良薑 白芍 車前 霍斛 臟連丸

痢

錢方　痢次使然小溲稍利色青而大腹時脹減穀神倦痼經百餘日中虛氣陷腸滑氣滯再當培中升舉參入斷下之品

高麗參　綿芪　升麻　益智　炙草　歸身　粳米
生於术　霍斛　柴胡　木瓜　煨姜　白芍　樗根皮

右藥煎湯去渣調入赤石脂末

又　休息久痢腹痛不舒得之去年產後惡露不除根延日伏邪觸發致瘧不准脈數右大表裡同病理之不易

柴胡 白芍 秦艽 川連九 車前 半夏

淡芩 白頭翁 查炭 延胡索 紅曲 橘皮水姜

周 下利血積晝夜無度腹痛不爽以為毒內蘊恐傳噤

口法通因通用

將軍 檳榔 車前 赤苓 澤瀉 木瓜

川朴 麥炭 正气丸 藿灰 陳皮 紅曲

復 痢次不減腹痛後重舌紅苔黃脈弦數以為毒鬱蒸

腸胃納減惡心噤口重症也胃憊餘虛能不慮乎

黃連 白頭翁 銀花 地榆炭 紅曲 澤瀉 清寧丸

痢

青皮　秦皮　黄柏　南查炭　木香　車前

俞　夏秋伏暑患痢將及三月尚然腹痛每日三四次
脉濡數帶弦正陰雖虧腸胃濕熱積滯未楚也防
增中滿慮延休息

葛根　黄芩炭　紅曲　青皮　只殼　查炭

白术　白頭翁　赤苓　秦皮　炮姜　荠菜花

彭　暑毒痢後脾胃氣陰大傷形神削奪納減煩躁不
時寒熱質小脉有靈波

洋參　茯苓　扁豆衣　麦仁　大白芍　伏龍肝

冬术 半夏 肉果 木香 乳霍斛

張 血痢已逾半載將及休息而腹痛後墜不爽右脈
濡數腸胃瘀積不化腸風清燥胸中饋襍異常
最難除根

葛根 白頭翁 黃柏 只殼 炮姜 白芍
荊芥 延胡索 歸尾 生艸 木香 清寧丸

夏 夏秋伏邪由瘧傳痢此經病傳腑症至今痢根未
脫積垢蘊嗆脈滑數肺與大腸逕趨留戀也擬從
太陰陽明淺化

痢

桑皮　木香　查炭　赤芍　地榆炭　歸身

黃芩　只壳　丹參　秦皮　椿根皮

楊　下利白積腹笥脹大腸熱往來由於肝脾兩傷腸

腸積滯所致理之棘手

蘇梗　藿梗　檳榔　木香　只壳　澤瀉

厚朴　青皮　查炭　焦曲　車前　帶皮水姜

復　下利較稀腹脹未消腸熱循環不已脈小數姑以

和解宣泄治之

柴胡　木香　防風　腹皮　查炭　只壳

川朴　荆芥　蘇更　焦曲　赤苓　青皮　姜

劉　脘痛時作時止脉沉濇便溏更積以温通宣洩

官桂心　炮姜　使君子　白芍　只殼　沉香曲

淡吴萸　木香　延胡索　砂仁　查炭　麦仁

復　痢下不爽腹痛較緩脉细濇擬温下法

桂心　梹榔　查炭　青皮　陳皮　杏仁

製軍　木香　只殼　薤白　歸尾

徐歲　全身熱一旬即得下痢經邪隔腑之徵高年神脉較

虚中焦疲氣來此逆脘更堪虞

痢

人參　於术　甘艸　禹餘粮　肉果　橘紅　陳凤米

附子　炮姜　茯苓　赤石脂　半夏　荷蒂　胡桃肉

復　刻診脉右寸滑關軟尺微左手細軟不調老年痢不能稀中黄砥柱耳鳴神倦厭穀虛陽瘦氣升逆於工悠悠脫變能不慮乎此方病家以參須代人參附子减去大半

附子七分　白术三錢　炙艸五分　赤石脂三錢煅　炒杞子三錢　荷蒂一焦三錢

人參八分　炮姜五分　橘紅一錢　禹餘粮三錢煅　製半夏五分研沖　凤米一两　四鬼三分

王　伏暑病傳爲血痢纏綿入冬不愈晝夜十餘次脉濡細腿足浮腫脾陷腸滑而溼熱未楚恐延腹滿

葛根　土炒淡芩　煨木香　查炭　地榆炭　薺菜花
白术　炮姜炭　醋炒升麻　歸身　車前子

復　久痢傷脾，窮必及腎，肝木不順，乘腹脹脘脹，面浮腿脛亮，年中滿已成，理之棘手。

党參　當歸　四神丸　白芍　炮姜炭　砂仁
白术　製川附　煨木香　帶皮苓　車前　阿膠

王　昨午寒戰起見，繼以壯熱，旋即汗泄，而有襍積，脘腹隱隱作痛，游游不爽，甚則上逆為嘔，舌苔白膩，根垢，邊微紅，脉弦滑，左關微弦，餘濡數，此伏邪蘊

痢

新風外感飲冷内傷表熱有陷腑之機將作痢症
肝脾失於運達素弱之體惟恐呃忒胃憊虛波先
以表裡分消治療 徽雪 蘭圃 兩先生均正

煨葛根錢 藿梗錢 左金丸七分 半夏錢 車前三錢 焦曲三錢
蘇梗錢 荊芥炭錢 川朴七分 只殼一錢 澤瀉錢 查炭三錢 姜渣八分

復

表熱徹和刻下紅積居多頃夾襍燥屎不暢脘痞
嘔逆俱得平減而少腹陣痛舌苔中心微黃脈六
部弦滑溼熱之邪由表陷腑瘀滯阻濇肝脾不和
所以寐中驚惕不安也甫經三日痢次晝夜二十

舒度衰年弱體幸勿淹纏仝議疏通宣洩法

蘇梗　川朴　木香　查炭　車前　橘紅　燈心

防風　半夏　赤芍吳萸拌炒去萸　只殼　澤瀉　萊卜子

許

紅痢兩載始因暑溼內蘊繼則脾腎兩傷腸胃滑

不禁脉弦軟面色浮晄腿瘦腹楚深處中滿

鹿角霜　煨葛根　淡芩炭　歸身　車前　薺菜花

白术炭　陳阿膠　炮姜炭　查炭　秦皮

復

痢泄不減其利必從腹鳴攻痛而下想係之去年

仲夏暑溼風邪陷脾爲痢延今腸胃氣陷而根秘

痢

未按脉仍弦軟理之不易

炒黨參　升麻　荆芥炭　白术　歸身　炒焦乳荷叶

鹿角霜　防風　訶藜勒　炮姜　白芍

三診　諸恙俱得稍減而氣隔腸滑猶如輭車熟路利色

或紅或紫乃溼熱積瘀未徹色脉如前再以培中

升舉畧佐斷下

黨參　柴胡　桃花湯　黃柏[柏]　歸身

升麻　丹參　訶藜勒　白术　煨木香

四診　痢減腹痛較緩面色帶浮腿足浮腫脉濡軟帶滑

利久脾腎兩虧連進培養升舉与病機頗適再從

其意加減

黨參 肉果 柴胡 木香 歸身 白术

鹿角霜 升麻 綿芪 乳薑 粳米 赤石脂末 調入藥湯

五診 痢止便溏腎傷脾弱微邪而腹痛引腸想去腸盤

踞於腹久痢則脂液內耗腸風暗動脉軟滑面色

浮皖再從前意增損

黨參 綿芪 柴胡 炒防風 炮薑 肉果

台术 升麻 荊芥 赤石脂 木香 豬膏五錢熬入藥湯

六診 連進升舉斷下，血利雖止，而少腹或脹或痛或鳴响，所腸氣不和之象。脈弦軟，臍痛最屬淹纏。

補中益氣湯 木香 白芍 訶藜勒皮 枳殼 查炭

青皮 炙草 淡吳萸 小茴香 茯皮水炙

七診 痢止便溏，腎傳脾為微邪，而中脘之下當臍之上作痛不止，究屬腸風不和，但臍痛以通為補。

官桂心 炮姜 炒白芍 歸尾 枳殼 土炒白朮

木香 黑梔 醋炒青皮 炙草 查炭 炒橘核

八診 腹中不和，得於久痢之後，面色萎黃，脈左濡細，右

寸關緩滑重按豁空此脾運不健濕火外騰阻礙氣機也

党參　黄芩　炒白芍　煨草果　車前　煨姜炭

白朮　木香　炙草　茯苓　半夏

接服　香砂六君子丸二兩　越鞠丸兩半　二丸和勻每晨服三錢　先服半月

九診　利久清氣下陷濕熱易積脘痛下注則血利復作

此休息痢也

痢

補中益氣丸　炙草　查炭　炒麥　車前　炒焦荷葉

白芍　黄芩　木香　槐米　只殼　荠菜花

十診 休息久痢腸液虧耗腸風暗動每利必腹痛攻下

脉弦搏不耐重按面色萎黃帶浮腰瘦脊軟髀臂

陽虛最難除根

鹿角霜 焦白术 荆芥炭 查炭 木香 歸身炭 升麻

炮姜炭 煨肉果 炒防風 吴萸 紅曲 麩炒只殼 豬膚

十一診 迩日痢緩而腹痛亦減久痢傷及腎氣陷不舉背

陽不升脾腑虛寒溼邪易漬易積所以背部瘦憊

而腹中不和也

西楂炭 焦白术 歸身 炮姜 肉果 升麻 訶藜勒皮

鹿角霜　防風　白芍　炙草　木香　秦皮

十二診　暫擬丸劑緩調以防反覆

党參一兩　鹿角霜三錢　歸身（[illegible]）八錢　車前一兩　煨木香七錢　南查炭一兩

綿芪八錢　水炒升麻三錢　炒白芍八錢　煨肉果　炮姜炭七錢　苦參子四錢

土炒白朮八錢　水炒柴胡四錢　炙草五錢　丹參八錢

右藥各為細末和勻用臭椿樹皮一兩清泉水煎湯去

渣代水泛丸細粿目大每日清晨空腹服三錢米仁湯送下

霍亂

王

霍亂之後餘邪未澈又因惱怒動肝腹膨作脹脉

濡細擬溫通和肝

肉桂　紫石英　沉香屑　茯苓　瓜蔞皮

吳萸　金鈴皮　山萸肉炭　小茴香　帶皮薑

吳　霍亂後神倦減穀脈濡滯舌苔膩黃小溲色赤澀邪未楚脾胃不和也擬辛通洩化法

川朴　只殼　砂仁　半夏　赤苓　麥紅

藿香　木香　遠志　木瓜　澤瀉　焦鍋巴

許　秋燥傷肺而爲欬嗆更感時邪不正之氣昨爲霍亂吐瀉脈形濡數法當和中洩化

藿梗 前胡 象貝 陳皮 腹皮 枇杷叶
蘇梗 焦曲 杏仁 赤苓 只殼

龔 霍乱之後中運不和溼滯尚阻爲口膩少味脘楚脉濡細當以和中化溼

白术 藿梗 焦曲 陳皮 萆薢 半夏 桑枝
川朴 秦艽 木瓜 金毛脊 澤瀉 薏仁

鍾 伏暑感邪後腹痛嘔吐兩手足麻痠此痧穢之氣挾溼滯互阻脉左濡滑右濡數舌苔黄恐伏邪復來姑與芳香宣洩

霍乱

藿梗　川朴　木瓜　半夏　陳皮

蘇梗　腹皮　赤苓　川羌　玉樞丹一粒研細調沖

王　中宮霍亂，肝木順乘土位，吐瀉轉筋，脈形細伏，腹痛引脇，防肢冷厥逆之變。

左金丸　木瓜　腹皮　白芍　白朮炭　姜渣

桂枝　沉香曲　藿梗　茯苓　製半夏　佛手

顧　中宮霍亂，吐瀉交作，刻診視肢冷脈伏，煩躁氣麻，脫變將至，恐藥力難緩，勉擬方，另請　高明先生裁改。

来復丹三 桂枝 半夏 党参 丁香 姜渣

吴萸 木瓜 藿梗 川朴 佛手

復 脉息不起泄泻不平而时作嘔恶清濁相干中氣

霍乱老年恐不勝任勉擬理中法以冀转機

党参 乾姜 附子 半夏 橘红 来復丹三

白术 吴萸 桂枝 木瓜 丁香

三診 泄泻不止微觉气痹四末不温右脉沉伏舌苔糙

黄满佈老年何堪克敵呃忒风波恐接踵而至勉

擬方

霍乱

左金丸　砂仁　半夏　木瓜　肉果　秫米
桂枝　木香　炮姜　茯神　荷蒂

四診　濁濕錮稀胃困拒納右脉依然不起舌白帶膩膚
熱時熾老年中陽式微濕陰痺阻尚在險途勉擬
辛通脾陽
川朴　姜渣　橘紅　砂仁　澤瀉
半夏　薤白　佩蘭　赤苓　穀芽

痧子

丁　温邪佈痧熱灼無汗咽痛氣阻便溏若不避風有

喘陷之變

浮萍三 豆豉三（麻黄拌打） 防風三 杏夏二 赤芍三 西湖柳

葛根三 荆芥三 牛蒡三 只殼三 蟬衣三 青綿綠

復 時疹未透早回咽痛便溏脉數不暢溫屬仍伏尚

慮變端

葛根 前胡 荆芥 赤芍 甘草 檉柳

浮萍 牛蒡 防風 蟬衣 杏夏 青綿綠

三診 疹回後表邪未清脉數不靜肢體痠楚之屬邪猶戀

小心反復

疹子

前胡　桑叶　連翹　只殼　青皮　蘆根
牛蒡　丹皮　赤芍　陳皮　生草

羅　咳嗆引脘作痛肺胃病火未澈脈數不靜宜慎風
忌口
桑叶　杏仁　復花　牛蒡　生草
丹皮　象貝　海石　蒌皮　芦根

痳痧

王　咽喉腐腫痳痧隱約由於時厲風温鬱伏表邪不
揚脈濡數防喘悶變端

麻黄　葛根　荆芥　枳壳　生草　蝉衣
牛蒡　浮萍　防风　查炭　青皮　柽柳

鄒　痧後餘毒犹甚上犇肺胃下迫大腸口孔頤腫下利氣促質小任重所致殊屬棘手

川連（水炒）一分　前胡一錢　甘中黄一錢五分　葛根（煨）一錢　赤芍一錢　陳菜菔三錢
黄芩（炒）一錢　桑皮一錢　查炭三錢　車前一錢　連翹一錢　梅花點舌丹兩粒（研細沖入）

王　痧後脫皮不必温厥之邪未徹以致脘悶腹痛表热往来不退防痙喘急

麻黄　牛蒡　枳壳　赤芍　生草

痧

浮萍　蟬衣　查炭　荊芥　萊卜汁

吴　風濕時邪伏於肺胃咽喉腫痛脉數憎寒壯熱五日防發佈痳疹　其人隔一日發痳而死

豆豉（麻黄拌）　荊芥　馬勃　天虫　甘艸

牛蒡　防風　土貝　桔梗　萊卜汁

痳疹奪精

陳　風邪時邪襲肺胃形凛發熱起見續佈痳疹面部未達肢體而邪隱約曾得汗未暢嘔惡痰多胸痞目赤渴不引飲脉弦數帶滑舌苔灰黃邊尖露

绛病遺一旬大便從未一通起於奪精後陰氣先傷时值冬初天氣收肅邪難透達深防伏火劫津成喘之變正在危險之子祥子頤先生議從肺胃透達法

麻黄　浮萍　荊芥　蟬衣　青蒿　豆豉　萊卜汁

葛根　牛蒡　防風　赤芍　杏仁　查炭　檉柳

發頤

高

左頤時毒腫而未透甫經三日據云發熱此溫邪时屬秋少陽之脉循隔入厥陰當增睾丸脹大右

右卵子癰也

瘄痧奪精　發頤

柴胡 藿梗 馬勃 薄荷 陳皮
蘇梗 天虫 牛蒡 連翹 佩蘭

復 時毒頭腫之勢未透脈數壯熱温邪內伏恐昏喘
之變宜疏解

柴胡 蘇梗 只殻 馬勃 防風 佩蘭叶
葛根 藿梗 牛蒡 連翹 薄荷 陳皮

張 時毒頭腫不透續增耳脹少此少陽之經之邪陷
入厥陰熱灼不退舌津焦涸脈弦數適值一候深
防厥變

柴胡 生地 豆豉 丹皮 橘叶 連翹 荷更

枳實 赤芍 霍斛 澤瀉 牛蒡 葛根

痄腮

李 風溫欝伏發為痄腮腫痛肉引咳阻脉細數微有

寒熱起經三日宜從肺胃辛解

前胡 牛蒡 土貝 吉更 橘紅 薄荷[illegible]

荊芥 天虫 馬勃 生草 杏仁

遊風

吳 風溫时邪欝伏少陽〻旺身熱盛衰靡定有汗津

發頤 痄腮 遊風

〻左偏太陽焮腫作痛頂间结核此游風之象脉濡数帶弦脊悶脘悪舌苔微黄便阻溺少煩而無寐病經五日極易傳变擬和解透達

柴胡　荆芥　黑梔　桑叶　半夏　竹茹
豆豉　防風　牛蒡　丹皮　只殼　赤苓

復　左偏頭面遊風腫甚於昨續增水泡有汗熱不解舌黄不化脉数不暢此風邪濕熱尚熾防其昏变宗普濟消毒法從大頭風例治

升麻　川連　牛蒡　元參　板藍根　連翹　陳皮

柴胡 黄芩 桔梗 生草 馬勃 薄荷 天虫

周 大頭遊風由於溫邪時厲起經三日後燒水泡憎寒身熱脉濡數不暢極易内傳昏喘宗普濟消毒法

柴胡 淡芩 牛蒡 元參 生草 陳皮

升麻 川連 馬勃 連翹 桔梗 銀花

金 大頭遊風由於時厲風溫觸發三陽起經八日脉象歇止舌苔糙黄望八大年五液交虧恐其不克托達而陷病危險勉擬方應手乃吉

遊風

荊芥一钱 鮮生地五钱 馬勃八分 黄芩酒炒一钱 天虫炙三钱 柴胡八分 菊叶三钱
牛蒡一钱 豆豉三钱 薄荷八分 連翹一钱 元参一钱 陳皮一钱

陳

風火抑鬱結目赤面腫是爲遊風脈數帶浮法宜辛
散佐以清泄

荊芥 羚羊角 牛蒡 赤芍 軟白薇 桑叶
防風 柴胡 蟬衣 丹皮 蔓荊子

徐

大頭風毒由於溫邪時厲鬱抑三陽先起疙瘩腫
勢由左及右下連頸項並發漿泡胸次風痹隱約
舌紅苔黄雖得津潤而舌本不利脈小數不暢便

秘竅赤手指時有搐搦之象神識時昏時清病經
九日勢漸内傳入營風痙厥變將至勉擬清營解
毒透泄之法希敬翁仁甫兩先生均政
犀角（磨）一錢 柴胡錢半 牛蒡三錢 川連錢半 薄荷七分 桔梗一錢 甘草錢半
升麻錢半 馬勃六分 天蟲三錢 連翹二錢 陳皮一錢 元參二錢 板藍根三錢

復

大頭風毒起經十二日腫勢漸退神情倦迷嗜臥
大便雖通未通舌苔灰而根垢邊紅津液漸劫胸
次風府仍屬隱約表熱似有似無脈細小濡數鼻
室氣粗温屬之邪尚伏疫火宿滯固清病再惱怨

遊風

起見氣分愴擾熱陷變端深可慮也兩廟之交最屬險悶同 星垣先生擬涼膈化解佐以存陰滌痰庶乎可吉

涼膈散 鮮藿斛錢半 吉更一錢 天虫三錢 鬱金七分 陳皮三錢

元參三錢 山梔七分 牛蒡三錢 花粉三錢 馬勃七分 板藍根三錢

濂珠粉三分 竹瀝一兩 二味先服

轉方 據述諸恙皆減惟熱不淨懸擬方藥 下

羚羊角一錢 鮮藿斛四錢 牛蒡三錢 連翹一錢 橘白一錢 青竹茹一錢

丹皮一錢 天花粉三錢 吉更一錢 元參一錢 人中白七分 板藍葉三錢

癮疹

吴

風温溼熱内伏達表發爲癮疹攻腑則滿腹不舒

右手脉弦滑法當疎表達溼

荆芥　川朴　牛蒡　蟬衣　陳皮　香附

防風　浮萍　赤芍　獨活　赤苓　佛手

復

癮疹已回腹脹不舒邪滯未能盡澈也再化治之

木香　陳皮　神麯　腹皮　縮砂仁

梹榔　只殼　查炭　赤苓

朱

伏風入營癮疹不透腹痛及脘左脉沉弦右濡數

不暢此風氣内攻爲痛也惟恐痛甚增端

荆芥　柴胡　羌活　只殼　牛蒡　赤苓

防風　前胡　獨活　吉更　杏仁　姜皮

類中

湯　脾之絡挾舌本舌爲心苗少陰之脈繫舌本舌本不利小便頻數心脾腎三經本病而痰火風三者乘機竊擾脈形細滑類中之萌也不可忽視

洋參　大棗仁　河間地黄丸（絹包）　甘枸杞　益智仁　懷山藥

甜冬朮　天南星姜　雲神　鮮竹瀝　廣橘紅　烏藥片

復

脉来濡细滑象較和口角易於流涎小溲夜多舌本未能全利心脾腎三經虛而不復痰火風三者易作久之恐延類中

洋參 竹二青 五味子 遠志炭 雲神

生白术 益智仁 覆盆子 大棗仁 廣橘紅

徐

年逾五旬形體豐盛中氣素虧脾運暗弱所進飲食物易於生痰生涎近日煩勞將息失宜外風引動内風襲中脾絡遂致右偏手足不仁肌膚浮腫舌本為之不利刻診脉緩滑帯浮舌苔膩黄湍怫

類中

口眼喎邪起經兩日是類中之症也現在病情內
傷菌挾外感治當兩顧

参須　姜半夏　橘紅　蒺藜　白茯苓　烏藥　桑枝
生臬　鮮竹瀝　秦艽　鉤勾　殭蠶　只殼

宋

肝腎陰虛內風卒來莫禦客歲秋間陡然類中傾
跌左偏手足不遂舌本不利口喎流涎目光搖蕩
左手脉浮滑不斂病踰半載難以除根宜靜養調
攝為要

大生地　甜冬术　黃甘菊　炒白芍　鮮竹瀝　河間地黃丸

生首烏　枸杞子　煨天麻　嫩桑枝　歸身

復　諸恙仍然得藥頗屬安適但類中偏於左手足不仁脈浮滑不斂恐其復中擬丸劑緩調

黨參（去芦切）三兩　枸杞子（焙）三兩　歸身（酒炒）一兩五錢　甜冬术一兩五錢　姜半夏一兩五錢
熟地（砂仁末拌）一兩　炙草五錢　清阿膠（蛤粉炒）一兩五錢　大白芍一兩五錢　山萸肉（去核）一兩
廣橘紅（鹽水炒）一兩　黄甘菊五錢　遠志炭（甘草湯泡）一兩　黑芝麻（炒）三兩　雲茯神（人乳拌蒸）三兩
嫩桑枝　細石斛　二味煎湯泛丸

沈　步履維艱舌本不利尊年中下兩虧濕痰內蘊脈濡數帶滑脾之絡挾舌本脾主四肢惟恐濕痰引類中

動肉風有類中之虞

黨參　姜半夏　白附子　巴戟肉　鉤勾　馬桑枝

白朮　天南星　廣橘紅　白茯苓　竹瀝

沈

老年脾運已衰，嗜酒積濕，濕蒸化熱，濕熱不攘，大筋緛短，小筋弛長，此腿膝痠疼筋痛之由來也。脈濡數，常發舌本不利，內風挾痰暗動，宜蚤頤之。

防風已　鮮竹瀝　宣木瓜　姜半夏　茯苓　嫩蘇梗

生白朮　懷牛膝　川萆薢　廣橘紅　澤瀉

洗方

苦參　宣木瓜　桑皮　紅花　五加皮　蘇叶　歸身

復　兩腿足脛痛艱於步趨右減而左盛舌本不利語言有时蹇澀體豐嗜飲濕熱痰火内蘊肝風暗動脾絡失和脉濡滑右手帶弦老年須防類中

生白术　炙甘菊　廣陳皮　白茯苓　懷牛膝　萆薢

竹瀝　姜半夏　蝎尾三条（炙去毒）　金毛脊　鈎勾　秦艽

鷄距子　嫩桑枝　二味全煎代水

中風

頤　八方有不正之風其口眼喎斜者邪風中絡也脉

中風

痉發搐牽正法

蠍子梢　製天虫　白蒺藜　歸身　生草　桑枝

白附子　小川芎　西羌活　真甘菊　荊芥

馬兜鈴　柳葉

類中遺尿目合聲鼾瀉至手撒口開是爲五

絕此腎氣虛脉不至舌下爲瘖厥也脉空弦至

危之病勉搐河間法

熟地　肉桂　淡蓯蓉　巴戟肉　北五味　川石斛

淡附子　山萸肉　九節菖蒲　遠志炭　麦冬　茯苓

先煎水滚然後入藥煎　蘇合香丸化入煎劑中調服

章 六十岁 魯石香叢 呼出心與肺，吸入腎與肝，肝腎下虛，則呼多吸少而喘矣，甚至不得卧，下有氣不歸根之慮矣。病若此，何恃而不恐耶？

人參一钱　坎炁一具　歸身一钱半　北五味子　牡蠣一两

熟地八钱　紫石英五钱　炙甘草　麥冬三钱　人乳半小杯，冲

肝風

沈 診脉細弦，肝陰自虧，肝為風臟，引風極易引動，為頭疼抽掣，不時眩暈，宜滋肝熄風法。

生首烏　枸杞子三钱　蒺藜三钱　白芍一钱半　料豆衣三钱　炒丹皮一钱半

石決明五錢　蒼甘菊一錢　歸身一錢　雲神三錢　煨天麻八分　鈎勾三錢

復　諸風掉眩皆屬於肝進滋肝熄風眩暈頭痛俱減
而目視模糊肝虛無疑虛則當補其母仍佐熄風
大生地五錢　生首烏五錢　蒺藜三錢　炒白芍一錢　茯苓三錢　桑麻丸三錢
天冬一錢　蒼甘菊一錢　歸身一錢　石決明五錢　橘紅一錢

拘攣

蔣　觸受坑毒曾發下疳廣瘡痔瘡等症今諸恙平而
四肢筋縱結核并掌心足底膚燥裂紋久服寒涼
繼以溫通血分枯耗以致不榮經絡虛處乘襲犯

朝夕可圖，姑以養血舒筋化痰治。

首烏三錢　歸身錢半（酒炒）　宣木瓜錢半　白茯苓三錢　白芥子七分　橘紅錢半
大生地三錢　川芎七分　焦米仁三錢　裊麥錢半　生草

復　陽明主潤宗束筋骨利機關，營血虧耗，溼熱易阻，溼熱不攘則大筋緛短，小筋弛長，緛短為拘。連進養血舒筋，四肢結腫依然，惟掌心稍為潤澤，脈緩，大牙痛頗甚，再從前法增損。

首烏三錢　生冬朮七分　知母錢半　五加皮錢半　姜半夏錢半
歸身錢半（酒炒）　生石羔三錢　焦米仁三錢　宣木瓜錢半　甘蔗節五枚

拘攣

董　肝主筋肝氣入絡則筋攣結核且患頭痛抽掣即
肝風上擾之徵脉弦細再從厥陰熄化
首烏　瓜蔞皮　夏枯頭　橘絡　旋伏花　宣木瓜　佛手
羚羊角　丹皮　歸身　青皮　新絳屑　澤瀉

尤　筋攣痠軟於前和肝宜絡之法似屬合式脉細口
乾營分自虧再從前意增損
細生地　丹皮　瓜蔞皮　四製香附　生艸
羚羊角　黑栀　歸須　忍冬藤　夏枯花

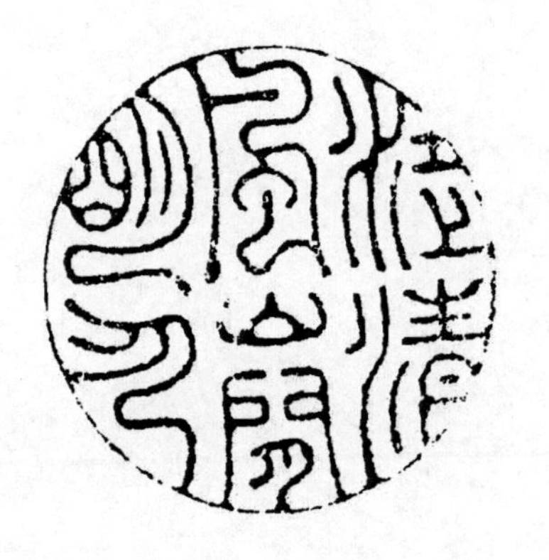

葑溪王南疇方案卷三

頭暈

張　瘧後未復肝陽挾痰易升為頭暈納減乾嗆猶作

脉濡滑帶數肺氣亦失肅降也法宜兼顧

製首烏　炒丹皮　製半夏　左牡蠣　只殼　焦谷

石決明　炙桑皮　炙陳皮　料豆衣　赤苓　鮮蓮子

盛　頭暈傾跌由於下虛上實肝陽升動脉濡滑痰涎

壅阻防中

製首烏　製半夏　炙橘紅　牡蠣　潼蒺藜

料豆衣　生地炭　石決明　茯神　鈎勾

施　久患氣衝嘔惡近下黑糞必膏想必瘀阻厥陰爲

病也刻診脈弦數頭響作暈當分大虧虛陽升動

極易暈厥

參須　桂七味丸　炙甘菊　歸身　生牡蠣

製首烏　炒枸杞子　紫石英　白芍　鈎勾

鄒　諸風掉眩皆屬於肝肝陽升動挾痰溼濁陰以致

發必嘔吐或發水或痰濁刻診脈濡細上實下虛

久久恐致痙厥傾跌先以鎮肝熄風佐化痰濁

生牡蠣五錢　枸杞子三錢　製半夏一錢半　吳萸二分　茯苓三錢

石決明五錢　炙甘菊三錢　炙陳皮一錢　鉤勾三錢　淡乾薑五分

侯

木失滋養，肝陽化風升擾，以致頭暈作脹。陽升則不入於陰，陰蹻脈空，故寤不成寐。不嗜湯飲，脘痞有時痞脹，此濁陰乘機上僭。脈右濡左弦，舌苔膩白。姑以溫降法先進。

桑叶三錢　生牡蠣五錢　甘菊炭一錢　吳萸二分　炙陳皮一錢　北秫米三錢

丹皮三錢　石決明五錢　雲苓三錢　小茴香七分　姜半夏一錢半　鉤勾一錢半

頭痛

頭暈

章　偏頭風痛甚於右部起將一月脉弦細帶數防痛
　甚損目
蔓荊子　桑叶　鈎勾　姜半夏　炒丹皮　荊芥穗
白蒺藜　黄甘菊　石決明　炙陳皮　羚羊角　竹茹

復　風為陽邪善行數變巔脊三陽為右偏頭痛清散
　不致必因外來客客邪內舍虛經脈濡滑擬疏表化
　理法
生麻黄　蒼耳子　姜半夏　炙陳皮　桑叶　白蒺藜
豆卷　荊芥穗　蘇子　白芷　丹皮　葱白頭

三診

目為肝竅，風氣通於肝，所以外來之風，極易升動內風而為目赤珍痛。前由寒邪外來，近復溼火互阻，致痛淹纏也。脉濡數滑。治宜熄降。

桑叶 石決明 荊芥穗 蒺藜 白蔻仁 鉤勾
粉丹皮 蔓荊子 黃甘菊 黃芩 北細辛

柳

風温襲背太陽之絡，腦頂牽引作痛。右脉濡滑，左浮滑。先以疏解。

西羌活一錢 藁本一錢 桑叶三錢 荊芥穗一錢半 姜半夏一錢半
蔓荊子三錢 蒺藜三錢 丹皮三錢 陳皮一錢 鮮荷叶二錢

頭痛

汪　外感之風引動内風以致頭痛更甚也左脉弦數右滑大痰〻泛惡中焦波胃道阻治宜道邪

羚羊角　粉丹皮　蔓荊子　姜半夏　鈎勾

霜桑叶　蒺藜　石决明　青竹茹

復　刻診右部脉弦象較和左手滑大稍平頭痛仍減而腦項蒙重晨起泛惡就風未熄〻微痰胃尚阻再主洩化

石决明　甘菊花　姜半夏　只壳　粉丹皮　茯苓

牡蠣　蒺藜　橘子仁　懷牛膝　炙橘紅　鈎勾

陳

肝陽化風挾痰火上擾為頭痛作惡起經十載不時舉發甚則巔頂高而面腫目視模糊脉細弦而數陽升無制究厥病原由於中不涵木鬱難除根

姑以治標法循序圖本

何首烏 石決明 蔓荊子 左金丸 白芍 甘菊

牡蠣 姜半夏 粉丹皮 茯苓 橘紅 鈎勾

羅

頭痛偏右引及巔頂甚則高腫此肝經風火上升

脉細而弦治宜苦泄

胡黃連 粉丹皮 黑梔 龍胆草 霜桑葉

頭痛

羚羊角 石决明 蒺藜 黄甘菊 鈎勾

史

務農勞傷風陽夾溼上蒸為頭痛眼痛天陰更甚

得汗稍鬆病根難以驟除姑以丸劑緩調

潞黨參二兩 川黄柏（鹽水炙）七錢 蒺藜二兩 小川芎（炒）一兩 石决明（鹽水煅）四兩

西豨薟（水炙）一兩五錢 蔓荊子二兩 北細辛三錢 黄甘菊一兩五錢 生白术一兩五錢

北柴胡（醋炒）五錢 半夏一兩五錢 橘紅（炙）一兩

右藥為細末水泛丸 每日服三錢

鄧

頭為諸陽之首風熱擾之先患頭痛續增咽痛牙

疼齦腐連投偶化邪未清澈老年胃陽暗傷中氣

易逆所以復脘痞拒納也脉細弦姑以疏瀉通

降逆

荆芥 蒺藜 小茴香 代赭石 沉香曲 蔷薇露

桑叶 淡乾姜 旋伏花 缩砂仁 江枳壳

卜 鼻渊起见续患头风痛偏于右脉弦数肝阴本虧之体恐难除根

白辛夷 蒺藜 石决明 粉丹皮 细辛 小川芎 钩勾

苍耳子 羚羊角 细茶芽 香白芷 荆芥 黄甘菊

痰火

王 心胆交虚痰火涵濡神呆恐怖有时踪擾之象脉

痰火

来滑大姑先治標

白金丸（絹包）三　炒丹皮　茯神　石決明　姜半夏　鮮竹瀝（入橘紅汁燉溫沖）

陳胆星　大棗仁　遠志肉　只實　黑梔

復　心悸恐怖神識不慧脉濡滑痰火內蒙恐成陰癇

辰砂安神丸　陳胆星　天竺黃　茯神　丹皮

乳石菖蒲　製半夏　遠志肉　黑梔　川連

陳　溫邪挾痰火鬱蒸神呆厭穀暮則形寒微熱鼻衄

不暢脉濡數帶弦恐入癲癇之途

淡豆豉　丹皮　生香附　江只殼　瓜蔞皮

黑栀 蘇梗 茯神 青竹茹 焦建曲

沈 温邪退後痰火涸滯類狂妄罵詈不避親疏防

成癲痫

生鐵落丹 白金丸 竹瀝 雲神 遠志肉 炒丹皮

生大黄三 天竺黄 膽星 姜半夏 炙陳皮

張 氣鬱生痰痰盛生火中脘易痞夜煩少寐脉形細

小不暢久久恐成怔忡

老蘇梗 瓜蔞皮 青竹茹 烏葯 橘紅 製半夏

四製香附 枳實 旋覆花 紫菀 茯神 帶皮水姜

痰火

張　咽嗌不舒夜仍少寐病因氣鬱〻則生痰〻甚生
火痰火阻氣肺失肅降〻常脈細不暢宜解鬱滌
痰法

川鬱金　生姜汁　橘葉皮　桑皮　雲神
鮮竹瀝　只實　黑梔　旋伏花　半夏曲

癲癇

王　營虧氣鬱痰火交熾肝膽〻陽升動神明被蒙徹
夜無寐或怒或哭或笑脈弦滑已成癲癇重症恐
難除根先以滌痰火解鬱安神急則治標

鮮竹瀝　小川連　陳胆星　炙橘紅　遠志肉
川鬱金　濂珠粉　川貝　石決明
濂珠粉五分　真犀黄五厘
真血珀屑五分　真金箔泥入徑寸方　四味合研和匀竹瀝弍兩先服

怔忡

任

操煩動營，痰火涎熱擾心悸，頭暈脘痞腹脹，神倦畏煩，健忘恐怖，脉右濡數，左弦滑，恐成怔忡重症。

生犀角五分　鮮竹瀝　川貝　石菖蒲　硃茯神　全瓜蔞

怔忡

小川連 天竺黄 遠志肉 川貝母 製香附 棗仁炭

復 見症較服前案刻下厥陽易升汗微形暈脉情細滑左弦須得怡悅舒養在藥餌之先

西洋參 蒼龍齒 鮮竹瀝 瓜蔞皮 硃茯神

石決明 天竹黄 製半夏 江只實

三診 心腎交虛脾運復弱厥陽痰火易升神識不慧脘痞恐怖慮甚怔忡撩亂刻擬緩調

生洋參（青皮切燥）一錢 天竺黄（炒燥）一錢 生龜腹版（酥炙）六錢 石菖蒲（甘楊汁泡）五分 粉丹皮（各一）錢半

大生地（海石粉炒）四錢 陳胆星 五分 石決明（打冰燥研細水飛）四錢 製半夏 一錢 遠志肉（甘草湯泡）一錢

生甜冬术五分 江只實（麸炒）七分 大棗仁（猪心拌）三分 黑栀五分 炙橘紅一分

右藥如法製度，爲細末，量加竹瀝和水泛丸，如

梧子大，每日清晨服三錢，每夜臨卧服三錢，薑湯

送下

驚恐

陸 猝然驚恐，心中悸宕，脉細濇，舌苔白膩，此疫火胄

結厥陽升動，恐入癲癇之途。

白金丸三分 鮮竹瀝 陳胆星 石決明 遠志肉（甘草湯泡） 茯神

只實 炒丹皮 製半夏 炙橘紅 石菖蒲（甘草湯泡）五分 黑栀

驚恐

復　刻診脉細濇中稍帶弦象夜得寐而心悸时作舌

苔黄膩而頭暈耳鳴厥陽痰火未平再主潜化

羚羊角　天竺黄　炒丹皮　遠志肉　姜半夏　橘红

石决明　大棗仁　雲神（川連三分拌）　只實　陳胆星

三診　頭目眩暈厥陽之火上升未得全平恐怖氣逆

痰火亦未得清澈心胆交虚脉左细滑右手帶弦搏

温胆法加减

西洋參　只實　瓜蔞皮　石决明　陳胆星　黑山梔

青竹茹　姜夏　雲神　炒丹皮　炙橘红　夜交藤

四診 恐怖驚悸俱得平妥惟昏沈不爽目視模糊咽嗌不利脉細滑數夢寐紛紜究屬厥陽痰火易擾再主以降滌痰

石决明 羚羊角 蒼龍齒 法半夏 遠志肉 肥玉竹

鮮竹瀝 西洋參 沉香屑 炒橘皮 雲神 夜交藤

痙厥

許 幼 風癇痙厥屢次舉發由於母腹中受驚所致熄風化痰之湯劑不過取效一時最難除根姑以丸劑緩調

痙厥

河車大造丸　竹瀝達痰丸　二味和勻每早鹽湯送下三錢

吳　風邪挾痰痹絡口喎流涎手足癱瘓身熱七日屢次痙厥稚齡弱質最難除根若厥不止恐有窒脘變端

荊芥　殭蚕　姜夏　炙橘紅　嫩桑枝　淡竹叶
牛蒡　天南星　鮮竹瀝　白茯苓　西獨活　鈎勾

許　風痫痙厥驚恐觸發徹夜莫寐神識有時模糊心膽交虛肝風鴟張恐難除根

羚羊角　西洋參　石決明　陳胆星　炒丹皮

鮮竹瀝　姜半夏　夜交藤　赤金器　硃砂安神丸

背

繆　病後不復肝脾不和得食䐜脹便易溏泄脈左和
右弦數宗逍遙法加減

北柴胡　歸身　廣木香　縮砂仁　枳殼
生白朮　白芍　白茯苓　焦神曲　帶皮姜

背

陳　按脈右手濡滑左部弦濇病由木失條達痰涎混
淆以致少腹痛墜脘痞不舒大便不結不溏恐毋
循腹滿宗逍遙法

背

北柴胡 歸身 青皮 雞内金 砂仁 澤瀉 葛花

生白术 白芍 木香 小茴香 茯苓 半夏

復 少腹痛墜依然脘痞不開右脉弦滑數大左關細

濡溼熱挾痰混阻中焦而厥陰之氣不司條達擬

辛通洩木治

厚肉桂 沉香曲 新會皮 瓜蔞皮 延胡索 廣木香

瓦楞子 只實 川楝子 小青皮 大腹皮 南查炭

夏 肺主一身之氣而朝百脉因悒鬱所傷以致遍體

氣脉失宣掣痛不已咳欬不爽脉細舌剥營分不

克內風易襲理之亦易姑以解鬱宣肺和營熄風

治

川鬱金　瓜蔞皮　炒蘇子　烏藥　歸身　炙橘紅

速沉香　炙紫菀　旋覆花　鉤鈎　絲瓜絡　嫩桑枝

莊　盜汗

按脈右和於左病後陰氣兩虧厥陽易升盜汗耳

鳴日暮跗腫舌苔薄黃趁此胃納增勝當循序投

補

潞黨參　龜腹版　山萸肉　牡蠣　大白芍　淮小麥

盜汗

大熟地　製半夏　廣陳皮　茯苓　棗仁炭

復

診中按納諸恙皆適胃納亦漸加餐脉濡軟惟足跗少腹暮形浮腫神倦乏力舌苔薄黃營氣自虧水穀之濕下趨宜兼顧

潞党參　大熟地　澤瀉　赤苓　牡蠣　金毛脊

西綿芪　台白朮　川斷　半曲　杜仲　黑大棗

徐

初診右手脉弱大不斂左濡細大便溏結不勻中脘痛痞不舒舌心苔剝寐間發汗病後未復不但營陰虧耗而脾運亦遲治宜兼顧

穀洋參 牡蠣 大白芍 大棗仁 茯神 穀麥冬 廣橘紅
甜冬朮 龜腹版 烏梅 懷山藥 淮小麥 蒼龍齒 北秫米

復 便溏未實舌苔兩手脉數帶滑盜汗未收從由
陰虛脾弱津液不致上供口乾煩躁培中和脾益
陰生津一法

潞黨參 棗仁 炙艸 遠志炭 沉香曲 茯神
甜冬朮 白芍 烏梅 廣木香 廣陳皮

三診 脾運得健胃納亦由漸充旺左脉和靜右寸異形
浮大此由平素操煩氣火易升津液少供以致口

盜汗

中煩燎也擬氣營並補

潞党參　懷山藥　白芍　沉香　棗仁　川貝　建蓮肉

生晒參　莧麥冬　炙草　廣陳皮　茯神　淮小麥

歸　寐間汗洩似屬盜汗由於營陰經熱素盛搏於陽

分則陰不勝陽所致以堅陰法

歸身　川連　川黃柏　麻黃根　陳皮　赤苓

淮小麥　乒殼　綿芪　穭豆衣　乳蔫花

脾胃

徐　中陽氣滯糞便不爽兩腿乏力動形氣急脈濡細

右軟當培中以調氣分

高麗參 西綿芪 廣木香 炙草 製半夏

甜冬朮 廣陳皮 綠升麻 炮姜炭 健步虎潛丸

李

溺赤盜汗已止脉尚數大胃納呆鈍舌苔膩黃陽

明濕滯尚戀姑以和中運化

台白朮 青竹茹 苡仁 炒丹皮 製半夏

川石斛 江只殼 焦麥仁 茯苓 焦穀芽

周

胃强脾弱氣機易逆以致得穀䐜脹大便溏泄脉

濡軟左弦舌苔薄黃擬運中降逆以健脾陽

脾胃

台於朮　廣木香　煨肉果　茯苓　代赭石　建蓮肉

只實　縮砂仁　沉香屑　旋覆花　焦麦仁

虞　操煩之體，陰不涵陽，陽升爍肺爲欬，終血上溢，以致往來得穀則脹，中運亦虛不和，脉息細數，勢恐涉怯。

小生地四錢　沉香出末　白薇三錢　石決明五錢　炙桑皮末　旋伏花末

炙鱉甲五錢　青蒿三錢　丹皮末　地骨皮末　藕節二枚　炒米穀芽五錢

復　脘脹得穀尤甚，胃病也，乃厥陰肝木順乘陽明之土，咳血欬嗆雖緩，以致未止，脉細弦帶數，惟恐增

喘

旋伏花　雞内金　炒黑丹皮　生白芍　茯苓　醋炒青皮

代赭石　桑白皮　陽春砂仁　半夏曲　沉香屑　香稻谷露

接服　歸脾丸　逍遥丸　服十日

肝邪犯胃

魯　肝胃不和宿飲阻中脘痛泛涎有时嘔逆脉濡滑

而數舌苔薄白脘痛甚致厥

烏梅丸　瓜蔞皮　姜半夏　金鈴皮　旋伏花　炙橘紅

厚肉桂　沉香曲　生香附　延胡索　老蘇梗　公丁香

肝邪犯胃

復　肝邪犯胃脘痛頻嘔甚則腹膨作脹胸膈督悶脈濡滑痰濕並阻擬條達理氣佐降逆法

北柴胡　速沉香　蘇梗　小青皮　旋伏花　左金丸

瓜蔞皮　烏梅炭　只殼　姜半夏　製香附　佛手黄

三診　脘痛腹膨得穀則脹頻頻泛涎病在肝胃若不開懷怡悅恐徒藥無益

九香虫　旋伏花　沉香屑　製香附　瓦楞子　野薔薇露

生白术　小青皮　烏梅炭　蘇梗　福橘絡

四診　胸脘作脹微舒繼增頭痛此容或風邪挾肝陽升

動也脉數不靜防增身熱

荆芥 丹皮 製香附 炙橘紅 江只殼

桑叶 蒺藜 鈎勾 姜半夏 荷叶边

五診 頻泛清涎脘痞氣逆遍體痠楚脉弦細想是胃氣

虛寒鬱氣失宣也

甜桂枝 姜半夏 製香附 旋覆花 茯苓 佛手花

淡吳萸 小青皮 淡乾姜 橘子絡 歸身 嫩桑枝

陳 後 嘔泄俱平泛惡不已脉濡滯不暢脉象較和渴不

嗜飲濁陰又阻清陽失展宗理中法

肝邪犯胃

製川附　台白术　淡吳萸　老蘇梗　茯苓　炙艸

潞党参　淡乾姜　姜半夏　江只壳　橘紅　肉桂

三診　嘔吐止而復作噎雜易饑得穀則脹肌膚蒸熱究係胃陰肝火升阻中焦陽分失宣脉濡滞右關弦數苔黃黑其轉虛

左金丸　旋伏花　製川朴　淡乾姜　沉香屑　茯苓

上肉桂　代赭石　姜半夏　金鈴皮　廣橘紅　炙艸

刘

便溏後脾臟乘和肝木順乘氣失條達先從少腹痛徹及中脘而至上膈牽引兩脇噫噯不舒脉细

弦姑以和脾理肝

甜冬术 厚肉桂 廣橘紅 江只殼 茯苓 青蔥管

淡吴萸 瓜蔞皮 旋覆花 新絳屑 沉香屑 佛手

沈

病後失調肝腎兩虧肝木失司條達逾日欬嗆氣

急腹膨且脹左脈細軟右脈帶弦二便不和擬

下降逆佐以洩肝

桂七味丸 代赭石 沉香曲 大白芍（吴萸汁拌） 水姜皮

旋覆花 廣木香 大腹皮 小茴香

復

腹之膨脹依然而得穀尤甚二便失宣動則氣逆

肝邪犯胃

想是脾陽窒痺濁陰逆滯困渚肝木順乘中土脈細不數捐右部帶弦恐延腹滿擬通陽洩濁法達肝脾

薤白頭　淡乾姜　帶皮臬　沈香汁　草果仁

甜桂枝　北柴胡　白茯苓　車前子　大腹皮胡

痛自少腹上攻及脘橫及脅脊似有塊積痛甚則嘔脈象細弦而數舌苔中心黃濁此厥陰氣阻順乘土位逆濁混淆照其痛甚致厥

淡吳萸　醋炒青皮　南查炭　土炒白芍　廣木香　烏梅丸

川楝子　江只壳　延胡索　福澤瀉　赤苓

復　少腹之塊較平嘔逆亦止而中脘尚覺隱痛便溏
溺赤舌苔根黄脉細弦肝木乘脾運滯未楚也宗
烏梅法加味

九香虫　厚杜仲　陈皮　川楝子　茯苓　烏梅炭
白术　車前子　益智　大白芍　焦曲　孔佛手

王　肝升胃逆痰氣交阻納減喘急脉濡軟先以鎮降
化痰

旋覆花　姜半夏　大白芍　炙草　石決明

肝邪犯胃

周

代赭石　廣陳皮　茯苓　乾姜　沉香屑

脾惡溼，溼勝則濡泄，濡泄將一載，脾運之弱不問可知，肝木順乘，中陽式微，得穀䐜脹，脈細軟，左弦滑。擬扶土洩木通陽法。

土炒黨參　白茯苓　川椒目　焦神曲　廣木香　補骨脂

土炒白朮　製川朴　炮姜炭　大白芍　縮砂仁　鮮荷叶

三消

沈

善食易飢，爲之食亦，食亦者，雖食亦瘦，中消病也。由於水虧，胃火內熾，病將一載，脈細弦，肌肉羸瘦。

恐難除根

生洋参　川連　大生地　烏藥炭　黑栀　淡竹叶

苋麦冬　知母　天门冬　山萸炭　粉丹皮

徐

命门火衰脾土失運大便久利利多傷陰以致煩渴引水自救右脉濡细左部弦搏剛燥難投且以和中温煦酸甘化陰法

潞党参　烏梅肉　生白芍　五味子　訶子肉　乾荷蒂

甜冬术　炙甘草　煨肉果　茯苓　懷山药

陳

三消

善食易飢中消病也良由水虧於下胃火熾甚蓋

飲食自倍腸胃乃傷所以得食則下墜少腹膨脹
不舒也病逾半載恐藥難除根

大生地　生石羔　粉丹皮　淡芩　橘紅　青鹽半夏
小川連　細石斛　黑梔　麥冬　竹茹

復　中消勢減然得食下注少腹有如囊裹蠕動有如
虫蝕大便有難化之形脉仍滑〻主乎痰〻火消
爍而成虫症〻延日久最難除根者

川黃連　淡乾姜　陈胆星　使君子　川楝子　白芍
烏梅肉　川椒目　製半夏　榧子肉　竹茹

三診 善飢食亦飲少溲多中消傳爲下消脉滑数肉覺灼熱陰虚火旺陽失潛藏理之殊非易事

石决明 川連 黑栀 胆星 溲元参 旱蓮草

生石羔 粉丹皮 穭豆 竹瀝 一盃 女貞子

四診 脉来滑象較和據述飲食必下垂少腹中甚之留頓嘈雜易飢飢膚仍覺燔灼究屬陰虚陽旺火盛生痰痰火升擾張急切不能除根姑仍益陰潛陽佐化痰火

生洋参 龜腹版 蒼龍齒 羚羊角 拉麦冬

三消

大生地（蛤粉炒） 石決明 陳胆星 鮮竹瀝 硃茯神

五診 每進飲食仍覺下墮少腹自覺中無留積骨節間燔灼异常脉轉濡數大便溏瀉想必體豐濕蒸化火化痰肝脾氣滯宜用逍遙法加減以消息之

醋炒柴胡 生白术 竹茹 製半夏 炒丹皮 水萸皮

生白芍 牡蠣 茯苓 炒川連 廣木香

嘈雜

邱 營虛風襲胃脘嘈雜餓不能多食頭痛面浮右脈浮數左弦先以和營熄風

歸身 料豆衣 生芍 粉丹皮 蒺藜 黑梔 大黑棗

荊芥 炙甘草 橘紅 冬桑叶 鈎勾 石決明

陳

右脉濡滑左脉滑而帶弦滑主乎痰弦為肝病肝陽挾痰上擾嘈雜火升中脘氣機不利舌苔薄黄遲化未楚治宜兼顧

石決明 生白朮 江枳殼 姜半夏 料豆衣 黑棗

潞党参 青竹茹 大生地 茯苓 橘紅

張

風陽痰火升擾不息氣沖嘈雜心胸煩灼脉濡芤帶滑姑以潛陽熄風兼滌痰火

嘈雜

羚羊角　石决明　粉丹皮　白芍　雲神　竹瀝

龜腹版　左牡蠣　黃甘菊　南星　鈎勾

姚

勞傷夾溼肝火鬱蒸

生茅术　歸身　粉丹皮　姜半夏　澤瀉　桑枝

生白术　黑梔　石决明　炙陳皮　竹茹

反胃噎膈

呂

陽微濁阻得穀遲運欲噎痰多脉濡軟恐延關格

之症

薤白頭　乾姜炭　半夏　白茯苓　炒蘇子

潞党参　炙朴　冬术　炙橘红　白杏仁

薛

嗜酒中虚气分悒郁郁则生痰痰阻气逆得食频
嘔頻噫胸脇隱疼脉弦细濇此反胃隔症年逾
花甲難以除根必得静養怡悦立药輔之先

潞党参　代赭石　瓜蔞皮　蒿花　姜汁　沉香屑
旋伏花　姜半夏　薤白头　橘红　只實　白蜜

黄

嗜酒傷中陰耗陽結得食則噎有时泛恶脉细濇
已成噎膈

潞党参　代赭石　白茯苓　炙橘红　江只實　沉香汁

反胃噎膈

旋覆花　覓麥冬　青竹茹　姜半夏　姜汁　白蜜

吳　肝藏之虛血枯液燥以致便難所下粃如羊矢
脉細且濇腑陽亦虧先宜納減脘悶極可虞擬
乙癸同源論治參入通陽
大熟地（生附子炙入）五錢　速沈香三分　淡蓯蓉三錢　柏子仁三錢　懷牛膝三錢　代赭石三錢
天門冬三錢　何首烏　丹　肉桂二分（泡淡鹽水磨沖）　松子仁三錢　旋覆花錢半　薤白頭三錢

白　中焦之陽被濕所困以致胃納減少納穀則脹脉
濡細當以通陽化濕
薤白頭　瓜蔞皮　小茴香　江只殼　炙陳皮　製香附

製川朴　杏仁　姜半夏　焦建曲　茯苓

復　得穀則咽噎不利，中脘作脹，大便艱行，脈濡細，舌苔滑白，陽微胃阻，高年防成關格。

生香附　薤白頭　代赭石　炙陳皮　韭菜汁

肉桂　旋復花　姜半夏　公丁香　生姜汁

形　坎離交否，中運無權，不食不饑，不便，高年關格可虞。

何首烏　大熟地　柏子仁　蘇子　鎖陽　半硫丸

淡蓯蓉　油當歸　懷牛膝　上沉　白蜜　郁李仁

反胃噎膈

閔 得食則噎或傾囊吐出續增欬嗆音閃此屬反胃延膈症也膈脉濡細帶濇陰枯於下陽結於上度症立阻肺胃氣逆老年難許收功

炙紫菀 代赭石 薤白杵 製半夏 瓜蔞 沉香汁
旋伏花 炒蘇子 乾姜炭 炙草 白蜜 牛乳

張 陰枯於下陽結於上胃管狹窄納食噎塞百餘日來膈症垂成張鷄峰所謂神思間病脉细澀屬在老年恐藥難奏功

生洋參 旋覆花 瓦楞子 薤白杵 炙草 建白蜜

苋麦冬　代赭石　姜半夏　炮姜炭　公丁香　沉香汁（枇杷叶露浸磨汁）　杵头糠

复　老年噎膈，得之心境不怡，药力殊难奏效。气逆欲嗳，咽乳泛痰不已，脉弦涩。姑以养肺阴通胃阳为商。

安之计

北沙参　旋覆花　炙紫菀　薤白头　生姜汁

生洋参　苋麦冬　姜半夏　炙草　陈米汁

代赭石　杜苏子　炙橘红　建曲　牛乳

呕吐

朱　中阳式微，肝邪挟胃阴上泛，脘痛频呕，脉弦细，宜

呕吐

溫中泄濁

潞黨參　乾姜炭　甜桂枝　姜半夏　旋覆花　茯苓

川附子　炙黑草　淡吳萸　炙陳皮　代赭石

高　飢飽勞役中氣先傷惱怒肝氣失達胸脘消

穀減遲運有時泛嘔吐蚘病涉月餘脈濡軟不調

便行溏泄中土失職腸症之根經三載矣

潞黨參　川附子　沉香曲　炙橘紅　茯苓　金鈴皮

甜冬朮　乾姜炭　旋覆花　川黃連　炙草　厚肉桂

張　溫熱內蘊胃逆嘔吐便阻溺赤脈濡滯法宜疏通

宣化

製川朴　青竹茹　蘇梗　枳殼　赤苓　陳皮

白蔻仁　製半夏　全瓜蔞　沉香曲　降香　左金丸

陳　木失條達，肺失肅降，痰氣升逆，以致得穀䐜脹漾漾欲嘔，大便不利，脈象沉塞，久久恐成關格。

台烏藥　炒蘇子　代赭石　炮姜炭　枳殼　小茴香　代代花

速沉末（佛手露摩沖）　抱茯苓　橘葉　柏子仁　紫菀　寸麥

姚　少腹隱塊攻逆，得食輒嘔，想是厥陰氣滯乘犯陽明胃土，而大便帶血，溼熱蘊阻也，理之不易。

嘔吐

川楝子（醋炒） 乾姜炭 旋復花 川黄連 炙橘紅 青皮

延胡索（醋炒） 烏梅炭 代赭石 淡吴萸 青竹茹（姜汁炒） 木香（磨冲）

呃忒

王

素來肝脾氣滯左脇下宿癖易攻日前類瘧發者中焦氣分失調頻頻呃逆脈濡弦滑舌苔白先以疏中降逆

老蘇梗 代赭石 姜半夏 沉香屑 茯苓 紅棗

旋復花 公丁香 小青皮 乾姜炭 白芍 蓮肉

呂 腹脹較緩腸痹已宣呃忒頻頻肺胃氣機易逆右

手脉弦数未和宜辛降上中

炙紫菀 代赭石 公丁香 江只壳 沉香汁

旋覆花 瓜蒌皮 杏仁 姜夏 刀豆子 三钱

復 呃忒較平得穀有时膜脹少腹下從然不舒得大

便則快兩手俱形弦象明是脾陽失宣濁陰易阻

擬通陽泄濁宗朱南陽法

韭菜根 三钱 淡苁蓉 三钱 瓜蒌皮 三钱 旋覆花 钱半 来復丹

兩頭尖 四粒 江只壳 钱半 怀牛膝 钱半 盐水炒 代赭石 三钱 带皮水姜 三片

周 瘧未遠中虛先戕肺氣挾逆客熱不争呃忒不止

呃忒

脉象小数不调恐其窒变而厥

桂枝　紫菀　代赭石　柿子蒂　姜半夏　橘红　姜渣

苏子　桑皮　旋伏花　公丁香　青竹茹　刀豆子

嚴　病逾一月表邪不畅咳呛喘急脘痞拒纳舌苔冷

白脉数伏中下两焦伏邪痰饮壅阻防一窒而变

势在危险勉拟方

桂枝　银杏仁　姜半夏　茯苓　沉香曲　葱管

苏子　旋伏花　橘红　只壳　紫石英

復　肢冷脉伏呃忒频来中下两焦痰饮痹阻动形则

喘急咳嗆舌苔冷白脈變堪虞不治之症如之奈

仍勉擬方

潞党參　旋覆花　茯苓　姜半夏　紫石英

川附子　代赭石　炙草　炙橘紅　刀豆子

三診　呃逆未止脈細如絲濁陰上僭清陽失展動則喘

急病機尚在危津

薤白頭　川萆薢　杜蘇子　枸杞子　炙橘紅

甜桂枝　姜半夏　紫石英　旋伏花　刀豆子

四診　脈雖微續而腹膨喘急面浮跗腫中下陽虚濁陰

呃忒

竊距恐其中满難治勉擬方

金匱腎氣丸　姜半夏　炙橘紅　小茴香　縮砂仁

紫石英　葫蘆巴　川萆薢　炒蘇子　淡姜渣

胃脘痛

吴　肝氣血瘀脘脹便艱脉細濇病纏兩月腑陽亦虧

故宜恐延因擬之逕先以辛潤宣絡

肉桂　首烏　柏子仁　金鈴皮　白芍　瓜蔞仁　佛手

沉香　鹿茸　懷牛膝　油當歸　鱉甲　郁李仁

于　中脘結痞攻脹甚則欲嘔按脉沉遲舌苔根黄此

條秋涼外束宿癖內傷肝脾胃三經氣滞防增身

拟

桂枝　製朴　半夏　南查炭　大麥仁　赤苓　佛手

吳萸　砂仁　只殼　小茴香　小青皮　姜渣

王　腎氣失納胃逆則脘悶拒穀腰脊痠楚之脉濡小

法宜溫攝下焦

大熟地　山萸肉　速沉香　小茴香　白茯苓

紫石英　旋伏花　厚杜仲　枸杞子　紫衣胡桃肉

恢　脘痛時作時止得穀為甚病在胃口也脉右軟滑

胃脘痛

左细弦肝木顺乘舌苔薄黄便行不寔病歷多年恐難除根宗五苓法加味

九香虫　厚杜仲　廣陳皮　新绛屑　小茴香　廣木香

冬术　吴萸　車前子　旋覆花　大白芍　茯苓　葱管

范

肝胃氣阻脇肠肩背牵引作痛舌白恶心脉弦细

尊年氣营並虧小心轻重

旋覆花　炙陈皮　老蘇梗　瓜蒌皮　歸须　白茯苓

新绛屑　姜半夏　生香附　厚杜仲　只壳　佛手

魏

柿性冷寒傷胃以致脘痛不舒氣阻脇闷脉濡滞

治以溫通

淡吳萸　白蔻仁　枳殼　新會皮　沉香曲

淡乾姜　公丁香　藿梗　小茴香　鮮佛手

沈

脘腹攻痛，痛自去年中秋利後甚則脇背收引脈濡細不暢想是腸胃氣阻始因溼滯蘊積今則腑陽失宣厥逆

淡吳萸　廣木香　旋覆花　江枳殼　大白芍　蔥管

淡乾姜　川楝目　南查炭　歸身　炙草

復

痛自中脘攻及少腹引及脇脊左脈濡右脈細弦

胃脘痛

仍處痛甚厥逆
越桃散（良薑 山栀仁） 小青皮 延胡索 廣木香 厚杜仲
四製香附 川楝子 雞內金 車前子 陳香櫞

錢
遲起阻氣脇腹隱疼得穀不舒身熱往來脉左弦
茲右濡當以疏運泄化
老蘇更 新絳屑 廣木香 沉香曲 歸身 澤瀉
旋覆花 生香附 瓜蔞仁 炙橘紅 赤苓 佛手

許
納減脘痞便行不爽得穀有時作痛脉濡細想係
遲滯阻於氣分也

製川朴　江只壳　公丁香　老蘇梗　小青皮　赤苓
姜半夏　縮砂仁　焦建曲　生香附　瓜蔞皮　佛手

復　不通則痛痛在中脘遲滯兩端未得疏運而中陽
亦較失展便仍不爽脉細濡擬通陽泄化法

薤白頭　瓜蔞皮　小茴香　姜半夏　茯苓　淡姜渣
桂枝木　沉香曲　江只壳　焦麦仁　柏子仁

腹痛

沈　頭痛脘腹痛痛經旬日時有形寒脉濡滑帶數此
風氣內攻所致恐痛極發厥

腹痛

荆芥　西羌活　焦建曲　廣木香　姜半夏　荷邊

防風　枳殼　老蘇梗　炙陳皮　小青皮

復　腹痛已止大便溏泄風邪挾化溼滯未楚

蘇梗　廣藿香　焦建曲　枳殼　赤苓　炒焦荷葉

藿梗　縮砂仁　南查炭　腹皮　荆芥

色　痛在少腹上攻及脘病踰兩月大便溏未暢行舌

苔消白脉濡滯此衰年腑胃陰溼滯互阻機腑病

以通為補

全盖濾清半硫丸三　枳殼五　兩頭尖四十九粒　南查炭三　小茴香七分

淡吳萸一分 木香五分 薤白頭三錢 姜半夏一錢五分 生老姜片 紅棗三枚

腰痛

龔 腰爲腎腑腎虛濕着外痛楚不止脉濡舌白口味泛甜宗金匱腎着湯減去甘草加重化濕

淡乾姜 生白术 川續斷 新絳屑 姜半夏

白茯苓 秦艽 歸身 炒澤瀉 陳桑枝

高 腰痛盜汗脉弦細此是肝腎陰虧必便溏泄脾陽復弱雖有他疾以末治之

大生地四錢 川黃柏五分 生草一錢 厚杜仲四錢 茯苓三錢 小青皮一錢五分

大白芍錢半 縮砂仁五分 牡蠣五錢 川續斷三錢 益智仁七分 小紅棗三枚

實 腎虧肝木失達絡氣失宣為腰脊痠墜作痛脉細

弦

大熟地 四製香附 歸身小茴香五分炒 厚杜仲 茯苓 天門

枸杞子 桑寄生 大白芍 川續斷 陳皮 桑枝

陸 腰為腎府絡側痠滯腎陰虧至腎開竅於耳所以

復耳鳴也脉濡軟撰擬腎陰佐以鎮逆

熟地炭 小茴香 續斷 茯苓 山萸炭 杏仁

歸身 白芍 杜仲 丹皮炭 牡蠣 胡桃肉

復

腎虧則腰痛脾虛則神倦肝木亦失涵養順乘土位乃穀易脹血分偏熱肌膚不時發痒脉細數從肝脾腎三經調理

熟地　枸杞子　杜仲　粉丹皮　茯苓　砂仁

冬术　大白芍　續斷　焦建曲　歸身　紅棗

三診（蒲廬代）連進攝陰潤降其痛稍減脉仍濡軟再從前意增損

熟地　白芍　雲神　杜仲　山萸肉　丹皮

歸身　牡蠣　蒼龍齒　枸杞子　懷山藥　豬脊髓

腰痛

林

左偏腰痛起經五月時作時止邇日痛甚之則牽引腿足脉細弦想腰為腎府腎不養肝之經氣機失降脉絡失和以致胃氣亦滯也先以和肝理氣宣絡治

旋覆花 桑寄生 歸須 杜仲 枸杞子 首烏藤

新絳屑 製香附 小茴香 續斷 大生地

復

腰痛牽引腿膝其痛在絡佐和肝宣絡之法痛勢較減宜守前意增損勿致反復為妙

老蘇梗 新絳屑 杜仲 桑寄生 小茴香 首烏藤

旋伏花　歸身　川斷　絲瓜絡　製香附　絡石藤

虫痛

朱　風邪挾滯虫動易逆為腹痛形脹脉弦數擬疏解

宣化

荊芥　豆卷　尖檳榔　南查炭　炙陳皮

防風　建曲　使君子　只殼　帶皮水姜

復　邪滯互阻腑氣失宣腹痛脹硬脉數不暢仍主疏

導法

蘇梗　廣木香　小青皮　炙陳皮　南查炭

虫痛

只實　淡吴萸　焦建曲　荆芥穗　使君子

三診　腹痛不止漾漾泛惡

川楝目　乾姜炭　只殼　製半曲　細榧肉

粉葛根　使君子　南查炭　大麥仁

楊　胃寒蟲痛便溏泛涎脉弦細帯數或飢或飽則痛

尤甚姑與温通安胃

烏梅安胃丸三錢　淡吴萸　新會皮　茯苓　縮砂仁

高良姜　廣木香　使君子　公丁香

章　胃寒蟲動脘痛泛涎脉滑數口甜惡心先以苦辛

酸洩

川楝肉　烏梅肉　姜夏　小茴香　新會皮　焦麥仁

乾姜炭　川黃柏　歸身　公丁香　沉香必　使君子

王

濁陰遷滯互阻中焦以致木失條達蚘厥不安脘痛攻逆不已脉左弦沉右濡濇擬疏通辛洩参入仲聖法

烏梅安胃丸　製川朴　新會皮　老蘇梗　淡吳萸

九香虫　車前子　旋伏花　生香附　製半夏

雞白苕

虫痛

積聚

朱　中脘癖積歷有年所邇日作脹氣逆甚則喘急由於瘀痰互阻脾絡以致氣不展舒脈濡滑右大恐散而成臌

瓦楞子　厚肉桂　新絳屑　冬朮　姜半夏　炙陳皮
旋伏花　瓜蔞皮　炙鱉甲　只實　製半夏　蔥管

張　病後營衛失調餘邪未徹右脇下痞聚攻痛病在肝脾之絡脈弦細便行不實恐難除根

柴胡　歸須　旋伏花　桂枝　青皮　橘絡

冬术 白芍 瓦楞子 小茴香 延胡索 茯苓

復 右脇痞積稍平胃納較增脉仍弦细再從肝脾兩
調和絡法
柴胡 生白朮 生香附 廣木香 橘絡 旋覆花
青皮 小茴香 大白芍 白茯苓 瓦楞子 小紅棗

吳 少腹偏左結塊作痛捫之尤甚起逾兩旬得之勞
力傷營瘀阻氣滯恐成內癰
酒製軍 炒丹皮 瓜蔞仁 廣木香 桃仁
厚肉桂 歸身 只殼 台烏藥 苡仁

積聚

趙　病逾年半寒熱如瘧始因外感時邪淹纏則營衛
交虛脘腹癖塊攻痛脈濡軟舌薄黄溼熱蓄阻病
深不易驟驅

桂枝　生白术　柴胡　縮砂仁　川貝　茯苓
白芍　歸身　蘇梗　半夏　丹皮　紅棗

宋　少腹偏左結塊痠楚月前曾下痢紅積想是溼熱
瘀阻腸絡脈濡數恐成内癰

炒丹皮　新絳屑　全瓜蔞　廣木香　苡仁
單桃仁　當歸身　澤瀉　枳殼　烏藥

胡 幼 瘧癖散大肝脾兩傷中焦氣滯胃穀遲運脹象頗

著藥力極難見效

水炒柴胡　炙鱉甲　大腹皮　歸須　白芍

帶皮冬朮　雞內金　帶皮苓　木香　鱉甲煎丸七五 早午晚各服

復　瘧傷肝脾癖積散大腹膨猶甚舌白溲赤脈濡弱

仍恐藥力難效

青蒿子　炒丹皮　帶皮苓　白芍　砂仁　雞內金

炙鱉甲　銀柴胡　歸身　棗　冬朮　仍服鱉甲丸

三診　前法小效再從其意加減

精聚

柴胡　白茯苓　歸身　大腹皮　縮砂仁　四君子丸

冬术　雞内金　白芍　廣皮　水姜皮

四診　從肝脾立方與病機頗適仍從前意增損

香砂六君子丸　雞内金　炙陳皮　大腹皮　旋覆花　姜棗

醋炒柴胡　歸身　瓦楞子　赤白芍　醋炒青皮

五診　水炒柴胡　縮砂仁　鱉甲　紫菀　桑叶　炒丹皮

生白术　雞内金　歸身　杏仁　茯苓　蔥管

六診　癉傷肝脾癖散腹大臌象顯著理之棘手

香砂六君子丸　白芍　水炒柴胡　雲苓　制半夏

當歸身　銅針砂　雞内金　大腹皮　水姜皮

七診　瘧後肝脾兩傷癖積散大腹象已著丸劑緩消忌

一切麵硬生冷難化之物

禾砂六君子丸三錢　鱉甲煎丸十粒　每早空腹服　俱用開水送下　先服半月

痞癖

于

中脘結痛攻脹甚則咳嘔按脉沈遲舌白根黄此

係新涼引束宿穀内傷肝脾胃經氣滯防增身熱

桂枝　製川朴　姜半夏　查炭　焦麦仁　姜渣　鮮佛手

吴萸　縮砂仁　小茴香　只壳　炒青皮　赤苓

王

腎氣失納衝逆則脘胸悶拒掐腰脊痠軟脈濡細

法宜溫攝下焦

大熟地　山萸炭　沉香屑　杜仲　小茴香

紫石英　旋伏花　枸杞子　茯苓　紫衣胡桃肉

徐

隱癖散大勢欲成腹左脈弦滑右濡肝脾兩傷氣

滯失宣

九香虫　杜仲　炙橘核　大白芍　廣木香　炙鼈甲　蔻營

生冬术　車前　雞内金　縮砂仁　帶皮苓　旋伏花

瘻

沈

因於濕，首下先受之，濕著經久，則脈絡失養，兩腿足痠痛乏力，艱於步趨，脈濡小而數，恐延痿症

小活絡丹三錢 生蒼朮錢半 川牛膝三錢 歸身三錢 大棗仁四錢 狗脊（去毛）三錢

川黃柏一錢 虎脛骨三錢 川萆薢三錢 宣木瓜錢半 桑枝一兩

仲

兩腿足膝痛起見淹纏三月有餘，不能步趨，肌肉削奪，有時則痠楚，此先傷於濕，病久氣血乖和，脈絡失養，恐其延痿，非旦晚圖功

大生地 龜腹版 鎖陽 白芍 宣木瓜 首烏藤

歸身 虎脛骨 牛膝 狗脊 枸杞子 嫩桑枝

痿

復　腿足痠楚較减步趨稍能有力由於血傷筋脉氣血乖和脉細数陰虧於下支足得血而能步益陰養血爲主

大補陰丸　虎脛骨　杜仲　枸杞子　苡仁

歸身　金狗脊　木瓜　川牛膝　嫩桑枝　首烏藤　二味代水

三診　脉來細数而濇血分自虧而濕邪逗戀化熱脉絡失宣腿足痠於步趨小溲色赤附有形迹再和養洩化

首烏　川黄柏　防己　虎脛骨　金毛狗脊　炙陳皮　桑枝

歸身 桂枝木 萆薢 厚杜仲 炒澤瀉 絡石藤

胸痺

顧 濁陰上僭，清陽失展，胸痺作痛，痛勢徹骨，不易除根者。

桂枝 栝蔞仁 姜半夏 江只殼 新絳屑
薤白頭 淡吳萸 炙陳皮 旋伏花 玫瑰露

周 形偉氣虛，痰濕素盛，阻氣痺絡，胸前背隱痛不舒，脉細滑而沉，舌苔膩白。宜溫通泄化，佐宣絡氣。

桂枝 薤白頭 旋伏花 江只殼 炙橘紅 桑白皮

胸痺

川朴　炒蘇子　瓜蒌仁　姜半夏　白茯苓

楊　濁陰上僭肝胃氣滯脘脇滿脹甚則得飲輒嘔脉濡滯舌苔黄濁而膩高年恐塞厥之變

生茅术　姜半夏　左金丸　新絳屑　茯苓　佛手

乳姜炭　瓜蒌仁　旋伏花　新會皮　川朴　蔥管

疸

張　勞倦傷脾溼熱内蘊脘腹易脹目黄溺赤脉濡數大便溏泄當以運中分滲

台白术　雞距子　蘆根　焦建曲　赤苓　大腹皮

生冬术　製川朴　茵陳　木豬苓　澤瀉　廣木香

張　虛勞

久欬傷肺，始因外感，淹纏陰虧，陽升不降。五月中曾經咳血，邇日欬嗆尤甚，脈形滑數，右大，此母瘦火亟阻，一損之根也。竭力保養為先。

北沙參　地骨皮　海蛤殼　旋覆花　懷山藥　茯苓

桑白皮　生草　川貝　大生地　山萸肉　百合

周

病後營虧，脇痠背軟，不能久坐，舌心苔糙，脈形細數，治當滋養。

疸　虛勞

生洋參　大腹皮　白芍　桑寄生　歸身　鮮湖藕
製首烏　大生地　杜仲　沙蒺藜　橘紅

楊　陰虛氣鬱，鬱則生痰，痰盛生火，痺阻肺肝之絡，爲
頸項咽嗌不利，脈細數，病在本原，若能怡悅開懷
藥力難以除根

生洋參　桑皮　石决明　旋覆花　瓜蔞皮　竹二青
二原生地　元參　川貝　四製香附　黑梔

許　大吐失血之後，脾肺兩傷，宿癖攻脹，穀減痰多，脈
濡細軟數，舌苔中剥，並有欬嗆，氣急，年已花甲，老

勞勞根也調養乃宜帶疾延年

黨參 麥冬 川貝 旋覆花 青鱉甲 海蛤殼

北沙參 五味 雲苓 青皮 懷山藥 稻根須

復 癖脹較減欬嗆夜甚動形作喘脈較數乃穀遲運

舌心苔剝大吐失血之後虛而不復即是勞怯峻

補不投主以和養

北沙參 北五味 旋覆花 懷山藥 清阿膠 生穀芽

生地炭 川貝 川石斛 莧麥冬 紫石英

管 血脫者色白夭然不澤脈空虛虛而不復即怯症

虛勞

乳喘氣急日晡潮熱理之非易

党參　懷山藥　茯苓　清阿膠　丹皮　淮小麥

北沙參　海蛤殼　川貝　炙青蒿　桑皮

復

前進平補諸恙稍適但脉細短色皖肌削不时氣

逆咳嗆乃於大吐失血後正在冲年加慎調攝切

勿再波為幸

党參　冬术　北沙參　龜腹版　炙橘紅　小紅棗

綿芪　阿膠　川貝　焦建曲　淮小麥

鄭

邇來音內得揚而欬嗆便溏肛漏上損及下之損

及中色皖形羸脉细数最难调治姑以肺脾肾三阴并补勿增喘急为幸

洋参钱半 冬术炭钱半 怀山药钱半 海蛤壳一两 茯苓三钱 元稻根须一两

北沙参钱半 清阿胶钱半 煨肉果七分 川贝三钱 炙草八分

陆

阴虚气滞形神色脉交夺中焦气机亦馁动则喘逆神倦火升内热当澄心静养恐屏絮冗姑以摄纳和中以化内热

大熟地 潞天冬 西洋参 北五味 牡蛎 青蒿

大生地 覓麦冬 紫石英 川贝 龟腹版 穀芽

虚劳

復

神情疲倦脉濡细之力氣怯作喘背部悪寒细繹病情不但真陰虧耗而陽分亦不振作並胃納減少恐難恢復擬以扶陰中佐升陽法

熟地炭　鹿角膠　防風　白芍　澤瀉

西黨參　北柴胡　霍斛　丹皮　鍋焦巴

王

三瘧未復之體烟酒薰爍爲欬嗆痰纏四月有時瘀唾如膿音闪咽痛形寒膚熱脉细數舌紅苔剥微延癆之一途

白花百合　桑皮　苡仁　蛤殼　炙艸　菩提珠根

北沙参　川貝　淮麦　茯苓　地骨皮

復　肺熱葉焦痰唾如膿欬嗆音閃脈左微細右空滑而數舌紅苔剝上為喉痺下復肛漏淋水痨怯根深須賴胃納充旺脾土健運庶幾苗安今便溏穀少何恃而不恐乎

洋参　懷山藥　霜桑葉　海蛤殼　訶子肉　炙草

北沙参　麦冬　川貝　清阿膠　燕窩屑　茯神

王　欬經一載春間曾大吐失血近日欬痰尤甚甚則惡心吐穀腹脘內傷不獨肺虛脾土亦失司運脈

虛勞

細濇動則氣急步怯畏虞

黨參 冬术 雲苓 五味炭 海蛤殼 白杏仁 焦建曲代水

北沙參 川貝 炙草 懷山藥 款冬花 紅棗

王 肺虛痰飲欬嗆根深甚則痰紅動形氣喘脈細數

老勞見證也姑以潤養降逆為主

玉竹 旋伏花 蛤殼 川石斛 炙草 銀杏仁

蘇子 甜杏仁 川貝 紫石英 茯苓

復 痰紅雖止欬而氣喘肺虛及腎子母同病宗景岳

法加減

北沙參　歸身　橘紅　紫石英　炙草　紫衣胡桃肉

大熟地　川貝　茯苓　海蛤殼　白杏仁

胡　客冬外感侵肺欬嗆淹纏寒熱時作交春以來欬逆較緩便溏泄腹膨氣急形瘦疲多脈數滑不耐重按衰年脾肺交病恐入老勞之途

甜冬朮　茯苓　蛤殼　川貝　懷山藥　元稻根須

北沙參　炙草　桑皮　橘紅　小紅棗

虛勞

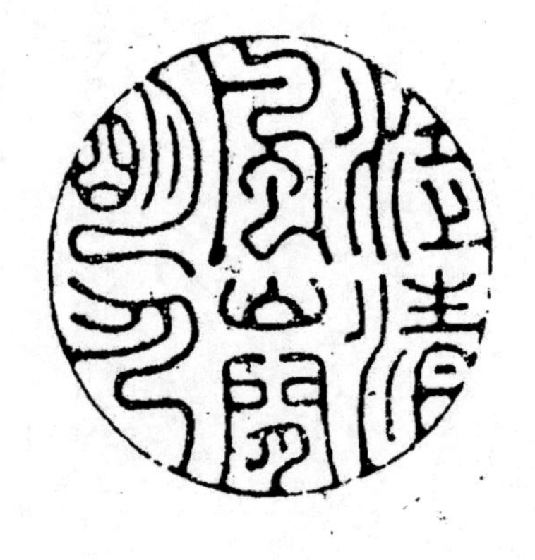

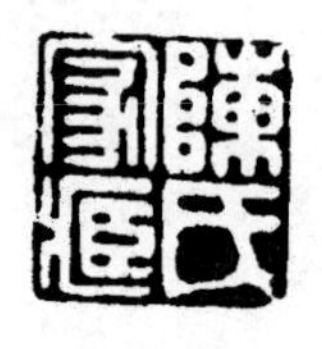

王南疇方案卷下

王南疇先生方案目次下

目卷四

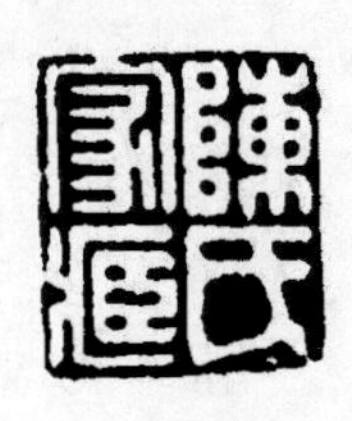

葑溪王南疇方案卷四

○痺

高　風寒濕三氣襍至合而為痺其風氣勝者為行痺以其痛勢遊行不定也迺日兩股尤甚脉濡數恐其勢重不易速痊者

桂枝　威靈仙　西羌活　秦艽　宣木瓜　晚蚕沙　防己　五加皮　炒歸身　豆卷　懷牛膝

復　兩腿痺痛較減兩手脉濡滞不暢前法似適當加減複之

小活絡丹　桂枝　五加皮　西羌活　蒼朮　絡石藤
製附子　秦艽　懷牛膝　歸身　海風藤

三診　四肢痹痛乍作乍止，結核累累，寒溼傷經所致，脉沉遲，非溫通不可。

製川附　桂木　懷牛膝　豨薟草　二八月　炙陳皮
宣木瓜　蒼朮　歸身　苡仁　五加皮　[illegible]

四診　前法既合，毋庸更張。

生蒼朮　歸身　懷牛膝　桂枝木　青皮　夜交藤
製川附　木瓜　炙陳皮　嫩桑枝　澤瀉

韓　風邪挾痰痺於腰疼以及臂臑動行氣急脉濡數
左弦舌苔薄白微有欬嗽陰虧之體恐防行痺
桑枝　赤苓　威靈仙　旋覆花　橘子絡　西獨活　荷邊
蘇子　豆黃卷　炙紫菀　新絳屑　絲瓜絡　懷牛膝

復　臑痛較緩兩腿猶疼此風勝行痺之候苔仍薄白
脉濡細而數陰虧之質最屬淹纏
漢防己　粉萆薢　炙陳皮　炒牛膝　瓜蔞皮　赤苓　桑枝
威靈仙　西獨活　炒木瓜　薏苡仁　歸身　絡石藤

陸　風寒濕氣襲絡為四肢腫痺脉濡帶滑勢屬淹纏

痺

如調理失宜恐延痿廢

桂枝　威靈仙　五加皮　懷牛膝　炙陳皮　桑枝

防己　粉萆薢　歸身　薏苡仁　秦艽

許　痛在脛腿循側行動維艱倘成痺症脈濡舌白膩

濕阻風客交襲須佐以針刺為要

防己　獨活　桑寄生　歸身　炙陳皮　小活絡丹

桂枝　秦艽　懷牛膝　萆薢　晚蠶沙

復　兩腿冷痺作痛脈濡澀帶滑再以溫通和絡

虎脛骨　川萆薢　川附子　厚杜仲　炙陳皮　晚蠶沙

桂枝　澤瀉　生白术　金毛脊　宣木瓜

俞　經隧軀殼乃氣血流行之所，風濕之邪痹阻則氣滯血凝，以致肌膚麻木痠楚，甚則如虫行狀。姑以和養氣血化之。

嫩桑枝　紫蘇葉　二味煎湯代水

大生地　烏藥　小川芎　宣木瓜　淡吳萸　獨活

歸身　蒺藜　威靈仙　茯苓皮　炙陳皮

復　肌膚麻痹較減，少腹墜滯作脹，脈得濇。風濕之邪留絡，氣血乖和所致。再當和養以化之。

桑枝　帶皮水姜　二味煎湯

何首烏　川芎　烏藥　西獨活　五加皮　桂枝

痺

大生地　歸身　蘇梗　威靈仙　茯苓皮

沈　右腿外臁收引作痛，痛經四旬，夜甚晝緩，脉右濡數左弦，舌苔膩黄濁佈，經事愆期，此肝腎陰虛氣陷，溼熱痹絡，恐難除根

丹皮　嫩桑枝

大補陰丸　歸身　懷牛膝　粉萆薢　金毛脊　香附

炒柴胡　杜仲　首烏藤　炒澤瀉　陳皮　茯苓

復　右腿痛勢較減，舌苔稍化，右脉濡數，左關仍弦，明是陰虛溼熱痹絡乘機易陷，再從前意增損

大生地　川柏　柴胡　新絳屑　大白芍　首烏藤

龜腹版　知母　萆薢　炒丹皮　懷牛膝

三診　右腿之痛間日而作舌苔漸得化薄脈仍濡細但陰虛不能驟復濕熱痺絡未得清澈也再以扶陰和絡化之

熟地　川柏　懷牛膝　杜仲　絲瓜絡　丹皮　四製香附
龜版　木瓜　明天麻　白芍　萆薢　首烏藤　豬脊髓

四診　連進扶陰潛填與病機頗適而腿膝痠盛於下間日而作舌苔黃咽乾脈濡細關部帶弦大便不實陰虛脾弱濕熱不能蒸也擬和中扶陰以化之

痺

土黨參　龜腹版　木瓜　懷牛膝　白芍　豬脊髓

熟地　玉竹　川柏　歸身　杜仲　首烏藤

錢

風寒濕三氣襍終襍合成痺其風氣勝者為行痺

先從右足膝痛繼及於左上攻於膝遊走不定及

行痺之象脉右濡左滑歲病逾兩月大年恐難脫

體

防己　赤苓　苡仁　五加皮　川萆薢　白芥子　桑枝

秦艽　川牛膝　歸身　金毛脊　炙陳皮　威靈仙　海風藤

復

足膝腫痛較減於前而脉來寸關滑大尺部细微

大年上實下虛外感之邪有乘虛入絡氣火暗升

日晡仍食不舒再從前方加減

防己 牡蠣 旋伏花 金毛脊 知母 桑枝 絡石藤（二味代水）

歸身 豨薟 川牛膝 焦米仁 丹皮

三診 刻診左脉較平右寸關弦滑搏指尺部仍微足膝

之痺痛減而未止步趨少力總由大年上實下虛

風濕溼痺宗經旨風淫於內治以甘涼參入宪潛

法

痺

天花粉 首烏藤 焦米仁 玉竹 絲瓜絡 嫩桑枝

知母　虎潛丸　黑芝麻　丹皮　絡石藤

周　先從右手背腫痛繼增左膝煩疼起經三日此歷節痛風要也灼熱脉數大舌心紅邪已化火化燥勢防傳變

鮮生地　防己　獨活　威靈仙　萆薢　焦米仁

淡豆豉　花粉　秦艽　豆卷　知母　嫩桑枝

復　歷節風右膝以及足背腫痛為甚灼熱減舌苔薄黃起伸的舒脉濡數不暢最屬淹纏

防己　萆薢　油松節　獨活　懷牛膝　川柏　蘆節

茯苓　知母　花粉　秦艽　威灵仙　生米仁　络石藤

三诊　历节风痛势较缓，肿势未退，舌白脉濡，风湿热留恋阳明之络，仍宜外佐针刺为安。

防风根　防己　怀牛膝　丝瓜络　秦艽　桑枝

全当归　黄松节　威灵仙　生米仁　海风藤

四诊　痹痛虽缓，左膝以及足前肿未能退，屈伸不利，脉濡数，舌白，风湿热留恋，非旦夕可图奏效也。

细生地　防己　怀牛膝　五加皮　丝瓜络　黄松节　桑枝

全当归　萆薢　络石藤　海桐皮　秦艽　威灵仙

痹

五診　左膝痛勢緩而腫未退脈仍濡苡邪戀於絡最屬

淹纏

細生地　防己　萆薢　五加皮　絡藤　首烏藤

宣木瓜　前仁　絲瓜絡　秦艽　土貝　桑枝

刘滙泉 芝橋 棠　去冬病後未復今春感受風寒濕三氣而為

行痺　行痺者風勝遊行不定也迄今痺痛雜

減惟項強不能轉側月事三月未至血反從

清道而行鼻衄頻發此皆餘邪鬱久化燥傷

営經云太陽經脈會於項又曰脈絡隸於陽

取今擬仲聖法

桂枝　忍冬藤　晚蚕沙　生米仁　懷牛膝　黑栀

生石羔　絡石藤　嫩桑枝　知母　細生地　丹皮

王心源案 蘭舟　脉形細弦腿痛赤腫渴不多飲面部發斑

乃厥陰濕熱陽明經脉不舒

桂枝　防己　萆薢　製香附　澤瀉

蘇子　木瓜　苡仁　大腹皮　通艸

心源案　肝主筋胃主絡厥陰陽明乃一身之大關鍵也

被濕所阻筋脉爲之不舒三焦爲之不利今診

痺

左脉弦數舌苔薄黄雖自覺兩脛熱痛然寒勝
則痛寒則凝泣溫則流而去之治痺不溫通活
絡不利小便兑其治也歟　梅圃先生大裁壁
杏泉大兄正

桂枝　防己　木瓜　懷牛膝　五加皮　苡仁　杉木節時研注
威靈仙　萆薢　秦艽　沉香曲　炒澤瀉　桑枝

肺癆

頤　客冬病後陰虧未復續感溫邪遂起欬嗆入春來
已踰三月痰色粉紅如烟由脇痛膚熱脉細數肺
癆之象也

北沙參 地骨皮 白杏仁 冬瓜子 川貝 海浮石
炙桑皮 炙紫菀 絲瓜絡 旋覆花 生草 苡米仁
活水蘆根 菩提珠根

復 欬嗆較減，痰色仍帶粉紅，形浮色皝，脉弦数，神倦眩暈，肺經虚而不振，元陰戕伐，難許收功。

洋參 炙桑皮 白杏仁 料豆衣 川貝 生草 蘆根
北沙參 地骨皮 苡仁 冬瓜子 茯苓 菩提珠根

三診 色脉交振於前，惟嗆甚，痰色仍帶粉紅，嬌藏暗傷，虚而難復，幸胃稍旺，冀土旺生金，可致延怯為妙。

肺痿

立夏將至務宜小心

西洋參　北沙參　瓜蔞皮　地骨皮　生草　元稻根須

清阿膠　川貝　桑皮　款冬花　苡仁

四診　欬嗆時盛時衰痰色粉紅氣機易逆形浮跗經脉

恐成肺癆矣將當此立夏土旺勿致生波為幸

白花百合　北沙參　海浮石　肥知母　川貝　帶皮苓

西洋參　旋覆花　地骨皮　天花粉　桑皮　苡仁

王

三瘧未復之體烟酒薰爍為欬嗆淹纏將及四月

矣有時疲唾此勝音閃咽痛形寒膚熱脉細數舌

苦紅而剌，微延肺瘍，理之棘手

白花百合　炙桑皮　苡仁　炙草　[illegible]根

北沙參　川貝母　淮麥　地骨皮

復

肺熱葉焦，痰唾如膠，欬嗆音閃，脈數微細，右寸空滑而數，舌紅苦剌，上爲喉痺作痛，下爲肛漏滴水，瘍怯根深，又加便溏穀少，脾胃俱損，理之棘手

西洋參　懷山藥　霜桑葉　海蛤殼　訶子肉　炙草

北沙參　寬麥冬　炒丹皮　清阿膠　茯苓　燕窩屑

王

肺瘍

欬嗆三月，曾見痰紅，今則痰氣腥穢，胸脇隱疼，形

寒膚熱脉細數邪伏肺經恐成肺癰淹纏有痿怯之虞

桑白皮　地骨皮　單桃仁　川貝　生甘

活水蘆根　絲瓜絡　苡米仁　桔梗　陳芥菜滷

失音

儲　風溫寒熱汗解後邪未清微欬嗆痰紅近復音閃

脉細數宗金實不鳴用輕可去實法

麻黃　桑白皮　薄荷梗　吉炭　海浮石

馬兜鈴　訶子肉　生甘　杏仁　千張紙一分

復

音閃稍揚咽痛稍減而紅未能淨脉濡數肺胃風

温未澈也法當宣化

白前胡　馬兜鈴　紫馬勃　桔梗　炒赤芍

牛蒡子　霜桑叶　土貝母　生草　薄荷頭

顧

久欬傷肺音閃氣逆日晡寒熱往來脉細數色見

疲紅此癆怯之根也恐藥力難圖　白糯米

北沙參　炙桑皮　旋覆花　苡米仁　炙紫菀　茯苓

玉竹　白杏仁　川貝母　海蛤殼　知母　炙草

失音

吳

水虧金燬痰火升逆音閃喉痺作痛已經半載脉

細數乳蛾咽作啞勞根深理之棘手

北沙參　西洋參　馬兜鈴　龜腹版　生草　懷山藥

淡元參　炙紫菀　清阿膠　鮮竹瀝（入橘紅汁）　茯苓　川貝

豬膚　白蜜

程案（馬梅圃）喉痹咽痛已將半載，始因風熱而起，纏延勞傷，少陰據少陰脈循喉嚨，陰液蒸而為痰涎，頻咽不已，聲氣啞，咳有聲，脈細數，火升氣急，春分木火日旺，金水皆枯，青啞若此，恐致金殘水涸。

珍珠粉五分（研入）　人乳一小杯　青果葉汁半調羹（沖）　生草霜（研）　甜梨膏一盅（調入）

和入白蜜丸

嚴

吐血

大吐失血屢次举發肺脾腎三陰交虧血止復紅嘈頻頻時盛時衰脉兩手濡數腹痛便溏夾積滯穀則脹此係復進瓜果生冷傷脾所致刻下難補難投姑以養肺和脾法調理

北沙參　川貝　扁豆花　查炭　焦麦仁　小紅棗

懷山药　木香　焦建曲　茯苓　江只壳

胡

失血肛漏上下交損際此烯令續增癆熱脉細數

吐血

欬嗆氣逆理之殊屬棘手

二原地　牛膝炭　禾青蒿　北沙參　炙草　白茅根

生石羔　丹皮炭　川貝母　地骨皮　鮮藕肉

復　欬嗆較緩晚血尚溢脉仍細數擬保肺清金切效

喘息甚平

孔百合　白茯片　川貝　旱蓮草　炙桑皮

白糯米　生蛤殼　炙草　炒丹皮　地骨皮

三診　欬緩血止脉息和靜須戒惱怒慎風寒澄心靜養

霍參　白糯米　炙桑皮　茯苓　蛤殼　燕窩屑

北沙參　白扁片　苡米仁　炙草　川貝　鮮藕肉

鄒　血止欬緩惟肛漏滲水頗多陰虧濕熱留戀姑以
丸劑緩調

大補陰丸　每朝空腹服三錢每夜臨臥服三錢

水泛資生丸　開水送下先服十日

吳　咳嗽淹纏又值病後欬損見紅肺陰已傷而肺熱
不養以致鼻衄頻來也宗喻氏法加減

北沙參　炙桑皮　知母　枇杷叶　海浮石　竹二青

生石羔　川貝母　杏仁　黑山梔　旋覆花

吐血

釋尼　劳傷陽絡血從上溢脉濡右白恐瘀未能净先以

和絡化瘀

旋伏花　赤芍　查炭　通草　炙橘红　白茅根

新绛屑　丹皮　川貝　茯苓　鮮藕肉

嚴　風温襲肺新凉外遏欬逆痰粘喉痒音閃廿餘

傷失血脉象细弦滑数陰虧體質值此秋燥惟恐

淹纏擬先疎解肅肺

白前胡　炙桑皮　象貝　炙橘红　牛蒡　荷叶

白杏仁　旋伏花　海石　荊芥　雞蘇散

吐血

席　陰不潛陽，陽升血溢，以背部轟熱，血來色紫，脈左弦右浮大而數，瘀熱未淨，防其湧冒

石決明　參三七　黑梔　鮮生地　料豆衣　藕汁
羚羊角　旱蓮草　丹皮　川牛膝　枇杷葉

復　陰虧於下，陽升於上，絡血頻溢，色紫而厚，每從背部轟熱而起，脈弦數右滑，中焦氣火逆而不降，仍防湧冒

大生地　犀角　川柏炭　炒丹皮　旋伏花　茜草根
龜腹版　肥知母　黑山梔　川牛膝　絲瓜絡　鮮藕肉

孫　陰虧於下，陽升於上，氣亂於中，以致絡血外溢，脘痞隱痛，脈濡數，癥瘕未消也。極易傳胃，慎之。

白花百合　北沙參　馬兜鈴　川貝　生蛤殼

西洋參　炙桑皮　炙紫菀　旋覆花　元稻根須

邵　久欬傷肺，氣失肅降，飲邪痺阻，以致血逆於上衝，脈失調順，患倒經，鼻衄，痰中帶紅，症屬難治。

旋覆花　生蛤殼　炙桑皮　杏仁　浮石　炒黑丹皮

蘇子　川貝母　甜葶藶　茯苓　茺蔚子　南查炭

胡　稟賦素虧，氣火易升，肺失肅降，風溫乘襲，欬嗆痰

中帶血肺絡暗傷來頻宜從脉小數惟恐血盛湧冒

金沸草　款冬花　橘紅　海蛤殼　海浮石　炒穀芽

蘇子(炒)　川貝　茯苓　薏米仁　甜杏仁

施　陰不涵陽欬嗆失血脉細數恐淹纏涉怯

大生地炭　參三七　牛膝炭　旋覆花　絲瓜絡　鮮藕節

龜腹版　炙桑皮　側柏叶　川貝　丹皮炭

單方　鮮藕汁　韭菜汁　沉香汁　降香汁　磨參三七沖入亦可

徐　勞傷陽絡血從上溢甚則盈盂盈盞脉細弦而數

火升汗洩陽失潛藏深防湧冒之虞

吐血

參三七（藕汁一小杯摩冲）　川牛膝　紅花絨　側柏炭　石決明

抱茯苓　丹皮炭　茜草炭　川貝　白茅根

紫沉降香　韭菜汁

又（梅生代診）　血溢雖止，旋脇痛痰咯不順，脈仍細弦而數，營分

自虧，陽失潛藏，大節將臨，防氣載血升。

細生地　牛膝（鹽水炒）　新絳屑　川貝　石決明　白茅根

炒丹皮　天花粉　旋覆花　甜杏仁　歸鬚

復

痰血不淨，欬嗆頻來，舌苔淡白，中心微黄，陽絡[illegible]

偏經火薰蒸肺經，失肅降之常，脈息細數，帶弦際

此春升土旺恐傷胃室變

炙桑皮　生米仁　林桃仁　地骨皮　川貝

參三七　旋覆花　絲瓜絡　嫩茜根　沉香屑

三診　血止而欬嗆未平舌苔尚白痰黃咯黃痰々下必

有瘀血右脈濡細左弦搏清泄肺氣參入化瘀

活水蘆根　川貝　絲瓜絡　蜜炙桑枝　瓜蔞皮　旋覆花

單桃仁　苡仁　茯苓　地骨皮　海浮石　枇杷葉露

四診　連進肺胃清泄雖血止欬減而動形氣逆舌苔尚

白脈細數長夏伊邇勿致反復為妙

吐血

炙桑皮　鮮茜根　塊滑石　茯苓　丹參　天花粉
焦米仁　炙橘白　通草　川貝　絲瓜絡　孔藕節

潘　嘔欬作惡肺胃絡傷以致失血胸脅作痛左脉細
數右部弦滑較大體質陰虧火旺宜加慎調攝
參三七　旋覆花　旱蓮草　川貝　代赭石　白茅根
鮮藕汁　絲瓜絡　牛膝炭　料豆衣　炙黑草

復　血止而脅痛亦緩脉數較平病由嘔欬傷中體質
陰虧擬和養中宫佐益氣法
炙黑草　女貞子　料豆衣　絲瓜絡　炙橘紅　孔藕節

大黑棗　旱蓮草　花粉　川石斛　炒扁豆

陳　久欬傷肺，痰氣升逆，右脉濡數，左弦滑，並見痰紅，

　　損怯之根也，不可忽視。

玉竹　杏仁　海石　炙橘紅　炙草　馬兜鈴

蘇子　旋覆花　川貝　白茯苓　紫菀　枇杷叶膏

陸　肺胃蘊温，欬嗆失血，質小，雖屬癆瘵，亦情悲致病，

　　姑与清降。

羚羊角　炒丹皮　黑山梔　白杏仁　象貝　絲瓜絡

炙桑皮　側柏叶　陳蓮鬚　蒲黃炭　赤芍　白茅根

吐血

欬嗆

顧　風温寒襲蒸熱欬嗆病纏兩旬余無汗脉數苔垢勢防昏喘

炙麻黄　荊芥　只殼　赤苓　豆豉　焦建曲
蘇子　杏仁　象貝　陳皮　黑梔　枇杷葉

復　温邪未達仍虞昏喘

炙麻黄　白前胡　蘇子　杏仁　海石　枇杷叶
玉竹　豆卷　象貝　旋伏花　橘紅

沈　去年夏秋伏暑釀成下利五色延今未愈已成休

息逼日復感風温咳嗽音閃舌脈滑數姑先治標

炙麻黄　荆芥　象貝　海石　冬瓜子　枇杷叶

白杏仁　白前胡　桔梗　橘紅　生草

龔　風温留戀咳嗆咽痛眼腫舌脈弦數消大姑從肺

胃洩邪

炙麻黄　炙桑皮　紫馬勃　赤芍　殭蚕　桔梗

炒牛蒡　炒丹皮　青黛　杏仁　生草　枇杷叶露

陳　温邪寒束肺氣膹鬱欬窒喘逆脈數形澟深防窒

厥之險

欬嗆

炙麻黄　白杏仁　炙紫菀　象貝　桑皮

炒蘇子　製川朴　海浮石　陳皮　只殼

米　肝脾不和衝任失調以致崩淋不斷邇來更冒風

溫為欬嗆脈滑數姑先治標

前胡　白杏仁　象貝　桑叶　生草

蘇子　旋覆花　冬瓜子　海石　枇杷叶露

居　形凜微熱欬嗆頻頻脈弦數不靜舌苔膩黄風溫

時邪鬱阻肺胃恐纏綿變遷

淡豆豉　杏仁　製川朴　炙陳皮　通草　枇杷叶

炙麻黄　蘇子　只壳　焦建曲　澤瀉　赤苓

復　諸恙皆減脉象較平邪未盡徹前方增損

前胡　白杏仁　只壳　通草　炙陳皮

蘇子　焦建曲　象貝　赤苓　焦麦仁

沈　風温寒背欬引脇痛脉浮滑数大恐其嗽甚見紅

蜜炙麻黄　杏仁　通草　炙陳皮　生草

炒蘇子　象貝　赤苓　旋覆花　枇杷叶膏

高　風温襲肺欬經半月曾有身熱欬甚則嘔脉弦細

帶滑右部較数陰虧之體惟恐絡傷見紅

欬嗆

白前胡　旋伏花　象貝　冬瓜子　杏仁
炙桑皮　海石　瓜蒌皮　馬兜鈴　生草　枇杷叶膏

姚
脾肺兩虧風邪夾濕痺阻形寒欬嗆舌苔滿白兩
手脈濡細帶數恐其增重不可忽視
甜桂枝　炒蘇子　杏仁　秦艽　赤苓　枇杷叶
製川朴　白前胡　陳皮　只殼　澤瀉

復
嗆甚則嘔形凜身熱舌苔仍白病猶作喘脈濡數
此風濕時邪被寒鬱遏肺脾素虧之體不易透達
喘延之變不可不慮

炙麻黄　五味子　姜半夏　炒蘇子　旋覆花　枇杷叶

甜桂枝　乾姜　白杏仁　炙陳皮　赤苓

張

欬勢重濁脉數不靜邪熱肺經恐絡血復溢

紫菀茸　川蘇子　白芥子　防風　杏仁

白前胡　萊菔子　荊芥　象貝　枇杷叶

金

風溫客束欬嗆減穀形凜脉數高年須防增喘

白前胡　玉竹　旋覆花　炙橘紅　白杏仁

炒蘇子　海石　川貝　荊芥　枇杷叶膏

復

欬嗆不已形凜身熱風溫夾痰痺肺脉濡滑帶數

欬嗆

芳年須防昏喘

豆豉　白杏仁　海石　炒蘇子　嫩桑枝

川朴　旋覆花　陳皮(炙)　秦艽肉　枇杷叶

王　風温侵肺寒熱咳嗆脈滑數防絡傷見紅

白前胡　冬瓜子　白杏仁　象貝　只殼　枇杷叶

炒蘇子　海石　旋覆花　陳皮　桑叶

華　風温侵肺痒咳嗆昨有寒熱咽痛泛惡脈弦數而

循經居三月毋務下焦爲穩

白前胡　荊防風　炒蘇子　只殼　馬勃　廣陳皮(炙)

荆芥　炒牛蒡　白杏仁　象貝　生草　枇杷叶露

李　風温寒热之後肺經尚失肅降右脉滑數未平體質陰虧不宜表達姑以宣降法

紫菀　瓜蒌皮　炙草　旋覆花　款冬花　銀杏仁

桑皮　川貝　蛤殼　白石英　炒丹皮

復　欬嗆稀而未止動形則甚胃納倍常舌苔薄白脉濡軟外感之邪似澈而肺氣尚逆姑以養鎮潤降法

北沙參　紫石英　生蛤殼　杏仁　黑棗

欬嗆

甜冬术　炒蘇子　白前　海石

三診　動則氣逆，逆則爲喘，間或欬嗆，肺經既失肅降之常，而腎經亦不司納，飲食如常，小溲偏長，脈濡軟，是病屬未復，以進補攝。

都氣丸　麦冬　旋伏花　山萸肉（似查）　炙草　銀杏仁

潞党參　桑皮　代赭石　生蛤殼　茯苓（又云）

四診　欬嗆不已，動則仍喘，脈來小數，風溫病後，肺陰自虧，腎氣不司納，宜潤養降逆。

玉竹　炙紫菀　蘇子　川貝　旋覆花　枇杷叶

陸

北沙参 炙桑皮 海浮石 生蛤壳 丹皮

截瘧留邪於肺，傷爲欬嗆不已，脉濡帶弦，舌苔白，肺爲嬌藏，恐欬傷則有氣喘之虞，并慮見血

前胡 杏仁 水炙麻黄 橘紅（炙） 川通草

蘇子 桑皮 象貝 生草 蜜炙枇杷叶

蘇

風溫入營，脾陽服夾滯，欬嗆日舒，面浮腹痛，暮夜則身熱，旋來汗泄未透，質小，恐喘窒之虞

水炙麻黄 白杏仁 荊芥 浮石 旋伏花 竹茹

保和丸 牛蒡子 防風 葶藶 桑白皮

欬嗆

郭　風溫客寄欬嗆痰粘艱出左脇隱疼脉濡數溺赤

病延三月慮其欬損見紅

前胡　杏仁　象貝　呂壳　冬瓜子　老枇杷叶

豆豉（麻黃三分拌）　蘇子　橘紅　旋伏花　赤苓

李　冬令受寒交春續感風溫寒熱往來欬嗆音閃痰

粘脉滑數懷妊五月惟恐迫胎半產非細事也

[illegible]子　紫菀　象貝　生草　茯苓

白前胡　馬兜鈴　牛蒡子　橘紅　枇杷叶露

復　欬嗆較鬆身熱尚甚脉滑數汗泄不暢音閃痰多

風温鬱蒸肺胃仍慮迫胎致産

冬桑叶　紫菀　荊芥　冬瓜子　象貝　生草　生西瓜子壳

淡豆豉　前胡　馬兜鈴　牛蒡　杏仁　蘇子

三診　表熱減而欬嗆未平胸口燔灼痰多音闪脉仍滑

此風温未澈肺胃氣機失宣尚慮動胎

桑白皮　旋伏花　黑梔　茯苓　牛蒡子　枇杷叶露

馬兜鈴　白前胡　杏仁　象貝　冬瓜子

四診　欬嗆未平形凛微熱往來類似火升燔灼乃陰不

涵陽脉滑此妊娠六月慮其帶下成癆

欬嗆

桑皮　蘿子　川貝　淡子芩　料豆衣　油秋梨膏

白薇　黑梔　旋覆花　海石　瓜蔞皮

五診　欬逆音閃形凜熱灼往來如瘧脈仍滑數究屬陰

不圅陽陽爍於上肺失肅降仍慮成癆

北沙參　青蒿子　川貝　甜杏仁　阿膠　淡元參

桑白皮　料豆衣　蛤殼　茯苓　馬兜鈴　元稻根須

張　欬經一載痰沫帶紅音閃喘痹癸信不至有時微

寒微熱脈細數瘵怯顯著藥力扶持以冀帶疾延

年

洋參 阿膠 鼠粘子 白杏仁 大生地 川貝
沙參 馬兜鈴 蜜炙百部 蛤殼 生草 糯米

復

白花百合 大生地 訶子肉 麦冬 川貝 百部
西洋參 阿膠 炙桑皮 沙參 生草 雞距子

楊 風溫聲阻上焦 爲欬嗆咽痛胸膺微疼脉細數陰
虧之體 惟恐嗆甚見紅 生西瓜子
白前胡 桑葉 海石 瓜蔞皮 生草 荊芥
炒牛蒡 丹皮 象貝 旋覆花 橘紅 冬瓜子

欬嗆

楊　欬經匝月由於風溫痹肺胸脇隱疼脉細數肺陰
素虧極易涉怯

白前胡　旋伏花　冬瓜子　象貝　生草
炙桑皮　海石　瓜蔞皮　蘇子　枇杷叶膏

魏　肺陰素虧客感風溫身熱雖解欬嗆面浮脉濡滑
而數恐其觸發紅症

白前胡　旋伏花　瓜蔞皮　橘紅炙　冬瓜子
冬桑叶　海浮石　白杏仁　象貝　生西瓜子

彭　風溫襲肺欬嗆見血𡰪有身熱脉滑數法宜清肅

欬嗆

炙桑皮 旋覆花 荆芥 冬瓜子 海浮石
白前胡 炒牛蒡 象貝 白杏仁 枇杷叶露

陸

欬經三月由於風溫襲肺邪擾之餘肺陰暗虧爲
欬嗆脇痛脈數右大恐其因循涉怯
旋覆花 白前胡 馬兜鈴 海浮石 炙桑皮
杜蘇子 肥玉竹 川貝母 炙橘紅 白杏仁
冬瓜子 生西瓜子

周

風溫襲肺欬涉旬餘脈右寸獨大法宜疏解肅降
白前胡 炙桑皮 海石 旋覆花 黑山梔

欬嗆

杜蘇子　白杏仁　丹皮　生白芍　生西瓜子

郑　風温襲肺欬逆不已甚則嘔痰中帶紅右脉浮

数不靜昨有身熱𢔁宜疏解

白前胡　杏仁　冬桑叶　象貝　橘紅

蘇子　海石　冬瓜子　荊芥　枇杷叶露

楊　風温欬嗆肺胃之氣失肅降之常得食則嗆甚則

嘔吐脉濡滑帶數先以清肅化痰為主

炙桑皮　杜蘇子　生蛤殼　炙橘紅　瓜蔞皮

旋伏花　海浮石　前胡　生麦仁　象貝母

川通草　冬瓜子　生西瓜子

朱　風温痺肺絡氣失宣胸脇板滯不舒動形則氣嗆氣逆脉象沉濇而數恐其肺閉喘急

甜葶藶　旋覆花　蘇子　瓜蔞皮　杏仁　枇杷叶露

炒桑皮　川貝　海石　生蛤殼　橘红

袁　諸氣膹鬱皆屬於肺以致胸脇脹悶屢次失血陰虧可知面浮喘急氣嗆頻頻脉小數近防虚厥遠慮勞怯先以急則治標法

甜葶藶　旋覆花　蘇子　馬兜鈴　瓜蔞皮　生蛤殼

痰嗆

炙桑皮　川貝　海石　炒丹皮　粉甘草　杏仁

川通草　白花百合

吴　風温襲肺欬嗆減而復甚舌苔濁膩防作時痧

白前胡　豆卷　象貝　吉更　吴橘紅　焦麦芽

炒牛蒡　杏仁　蘊子　海石　焦建曲

金　失血之體肺陰元虧交冬欬嗆至今未得平復曾

見痰紅刻診脉細滑帶數微有表熱此緩感風温

内傷宿邪兼有肯姑先治標

白前胡　桑皮　白杏仁　川貝　冬瓜子　赤苓

旋伏花　海石　瓜蔞仁　款冬花　通草　生西瓜子

邵

溼痰內蘊風溫外來為欬嗆形凜右脈浮滑治當疏解

白前胡　白杏仁　姜半夏　旋伏花　海石　赤苓　枇杷

炒蘇子　炙紫菀　白芥子　豆卷　橘紅炙　荊芥

李

諸氣膹鬱皆屬於肺舌白膩佈動形作喘脈兩手沉濇小促短赤風溫溼熱交蒸也治宜疏解肅降

製川朴　紫菀炙　廣藿香　只殼　通草　枇杷叶

白杏仁　蘇子　白蔻仁　赤苓　桑皮炙

欬嗆

復　踈降之法與病稍適脉仍濡數咳不爽肺氣枕

鬱邪未楚也舌白帶膩擬苦泄辛通

蒼朮　杜蘇子　瓜蔞皮　茯苓　江枳殼　前胡

製朴　生米仁　炙紫苑　廣陳皮　煨滑石　杏仁

袁　咳冬受寒歷春復感風溫此咳嗆之所由來也咳

久嬌藏損傷音閃氣急納減瘦多脉形细弦而數

微寒身熱屢具汗怯

旋伏花　炙桑皮　海石　生草　軟白薇　枇杷叶膏

馬兜鈴　川貝母　杏仁　茯苓　炙青蒿

復　感冒風邪肺肝痹絡氣急較緩欬引肩脇作痛脉細弦而數恐其復發紅症

白前胡　蘇子　海浮石　川貝　旋伏花　款冬花　枇杷叶
絲瓜絡　炙桑皮　生蛤殼　橘核　生草　瓜蔞皮

沈　欬久肺陰暗傷腥痰脇痛雖減而氣機易逆脉數舌刺姑与養肺清金

北沙参　炙桑皮　旋伏花　地骨皮　炙黑草
肥玉竹　川貝　絲瓜絡　橘絡　活水蘆根

林　風温襲肺痰遏交蒸欬嗆陣作脉小數有經旬日

欬嗆

咳絡傷見紅

前胡　杏仁　象貝　茯苓　瓜蔞皮　生西瓜子

蘇子　桑皮　海石　橘紅　冬瓜子

張　痰火乘肺咳久不瘥面色浮晄恐將童癆

桑皮　馬兜鈴　淨連翹　生草　前胡　蒜蓋殼

苡仁　炒牛蒡　海石　川貝　杏仁　枇杷叶膏

丁　肺虛受寒咳痰氣急防紅症復發

蘇子　旋覆花　象貝　杏仁　橘紅　銀杏仁

桑皮　海石　生蛤殼　炙草　茯苓

宋　溫邪客來發熱欬嗆脈浮緊而數兩脇痛甫經三日勢恐轉重

麻黃　旋覆花　枳殼　白前胡　象貝　冬瓜子

蘇子　杏仁　白桔梗　豆豉　橘紅　枇杷叶

毛　風溫客來發熱欬嗆法宜疏解

白前胡　桔梗　牛蒡子　冬瓜子　萊卜汁

蘇子　杏仁　象貝　炙橘紅

王　陰虧肺熱襲觸風溫欬逆兩月痰黃膚熱脈細數

寐間有時汗泄此陰虛之徵慮其淹纏成怯

欬嗆

白前胡　杏仁　海石　炙橘红　冬瓜子
炙桑皮　象貝　牛蒡　旋覆花　枇杷叶

復　盗汗雖止　欬未得減　表虚易感　陰虚内熱　脉细数
仍慮涉怯

桑叶　牛蒡　軟白薇　冬瓜皮　枇杷叶膏
馬兜鈴　象貝　生蛤殼　西瓜子

周　風温宅宅薛咽痛後續增咳嗆坐不得卧脉濡数便
行不暢肯經旬日恐其絡傷見红

前胡　带皮苓　杏仁　象貝　麻黄　冬瓜子

蘇子　旋伏花　海石　荆芥　大腹皮　枇杷叶

孟　素患欬嗆，鎮感新邪，以致身熱欬甚，胸脇隱疼，脉仍細，陽分自爲，恐喘塞之變。

蘇子　旋覆花　霜桑叶　海石　白芥子　枇杷叶露

前胡　炙橘紅　炒丹皮　杏仁　萊卜子

沈　欬緩痰黄，肺金邪鬱化火，不聞香臭，此肺閉竅，非鼻也，右脉滑数，法當清泄上焦。

枇杷叶露

炙桑皮　地骨皮　苡米仁　鮮茜根　海石　炙橘紅

馬兜鈴　旋伏花　川貝　冬瓜子　杏仁　茯苓

欬嗆

朱　風溫襲肺欬經匝月時有形寒身熱之象脈小數

陰虧之質惟恐嗆甚見紅

白前胡　荊芥　蘇子　象貝　紫菀　冬瓜子

炒牛蒡　防風　杏仁　旋伏花　桑叶　枇杷叶

張　久欬傷肺时盛时減防絡損見紅最難除根

玉竹　旋伏花　海石　茯苓　橘紅炙　北五味

蘇子　炙桑皮　川貝　炙草　丹皮　白糯米

周　溫邪襲肺病已匝月欬嗆痰腥左脇隱疼右脈滑

數而大灼熱不退恐釀成肺癰　菩提珠根

炙桑皮　白杏仁　冬瓜子　川貝　白糯米
地骨皮　白吉更　絲瓜絡　粉甘草　鮮茜根

孫

病後溼熱薰蒸脾肺暗傷為欬嗆痰粘大便不實
寒熱時作兩手脈濡數恐其增喘治宜和養脾化

帶皮冬术　炙桑皮　苡米仁　炙橘紅　川貝　紅棗
北沙參　旋伏花　海蛤殼　白茯苓　甜杏仁

王心原案

風邪感冒起因欬嗽延綿不已幾將百日動則
氣急時或自汗凛冽脈弦而數舌如積粉冬日
之風溫痺肺肺氣膹鬱尚未達泄不得從輕勢
欬嗆

成哮喘

枇杷叶　炒牛蒡　只壳　前胡　蛤壳　炙桑皮

炒蘿子　白杏仁　麦　橘红　茯苓

刘教泉案　痰氣上逆則欬，乃肺自鬧也，降氣化痰所宜

以治欬

炒蘇子　前胡　枇杷叶　只壳　茯苓

白石英　陈皮　川贝　白杏仁

哮

李　哮喘經久，肺腎兩虧，痰飲內蓄，氣機多升少降，擬

疏上㩦下法

都氣丸　白芥子　廣橘紅　蛤殼　海石　銀杏仁肉

家蘇子　旋伏花　製半夏　炙艸　乾薑炭

陳　痰飲痹阻於肺為欬甚至坐不乃卧遇寒尤甚哮喘之根也脉濡滑久久慮其窒喘姑與疏降

蘇子　萊菔子　乾薑炭　旋伏花　半夏　炙橘紅

白芥子　五味子　白茯苓　炙紫菀　炙艸　銀杏肉

復　欬嗽由於飲蓄哮喘根深脉濡數帶滑舌苔薄黃宗仲聖法

哮

生麻黄　蘇子　製朴　五味子　白茯苓
甜桂枝　炙草　杏仁　乾姜炭　姜半夏

又　肺氣壅逆於上痰飲痺阻於中致咳嗆喘急坐不得
臥脈滑而數產後陰虛深防喘變
甜葶藶　炙紫菀　旋伏花　蛤殼　馬兜鈴
桑白皮　白前胡　海石　茯苓　川貝　萊菔汁

王　藩籬疏微哮症時發因表虛易感也宜進固衛
綿黄芪　牡蠣　五味子　蘇子　炙橘紅　紫衣胡桃肉
大熟地　姜半夏　乾姜炭　炙紫菀　茯苓

喘

張　大吐先血後喘急不定脈斂小而尖但苦神頹頹欬嗆大節雖過尚虞虛波

潞党參　熟地　五味炭　川貝　蛤殼　銀杏仁

北沙參　紫石英　麦冬　白茯苓　青鉛

羅六十八歲　高年金水兩枯飲邪上泛為欬為嗽動形喘急脈左濡細右部弦滑小溲夜多即下元衰敗之證惟恐喘甚致窒宗景岳肺腎兩調

熟地　北沙參　姜半夏　炙艸　炒蘇子　紫衣桃肉

喘

歸身　白茯苓　炙橘红　蛤壳　紫石英

嚴　喘出於腎　其標在肺　病起兩年　時盛時減　脉细濇

想必飲邪痺阻　標本俱病　恐不除根　極易陡然一變

變之險

蘇子　白芥子　旋覆花　甜杏仁　茯苓　桂七味丸

玉竹　海蛤壳　姜半夏　歸身　炙草

馬允中案　吁吁殘喘　絲絲微脉　形羸　舌光　二便大泄　病已

日薄西山　勢將陰陽離脫

人參五　熟地七錢　坎炁一具　北五味卅

黑錫丹一九　參湯送下

痰

表　溼火痰氣薰蒸肺胃之間以致咽嗌有時不利舌苔膩黃滿佈少寐心悸印痰火內擾之端也以疏中泄化

製朴　桑皮　姜半夏　瓜蔞皮　炙紫苑　枇杷叶

蘇子　竹瀝　炙陳皮　貝売　白茯苓

復　舌苔稍化脈滑帶濡抱脘仍寐少欬不爽再從肺胃疏泄

痰

蔻子　白芥子　海石　只殼　赤苓　枇杷叶露

萊子　旋覆花　桑皮　紫菀　瓜蔞皮

朱

勞傷心脾積濕生痰痰阻氣逆頻頻泛惡脈濡細

而滑擬標本公治

党參　姜半夏　青竹茹　白茯苓　只殼　炒蔻子

白术　旋伏花　炙橘紅　大棗仁　通艸

陸

肺虛有熱氣失肅降之常蒸痰濃厚色紫喉間窒

窒吹出頗艱脈弦滑肺与大腸相爲表裏所

以便行燥結也法宜清泄潤降

炙桑皮　蜜炙紫菀　旋覆花　黑山梔　瓜蔞皮

鮮竹瀝　海浮石　白辛夷　炒丹皮　橘白　白茅根

痰飲

沈

肺虛積飲，欬嗆氣逆，背部惡寒，脉濡細帶數，淹纏

防其將怯，姑與疏降爲治標之法

紫菀　款冬花　杏仁　蛤殼　炙橘紅

蘇子　旋覆花　海石　茯苓　炙草

夏

脉和聲犯外感之邪惟關部軟滑左細肺腎金水

不足痰飲易阻姑以攝陰化痰以調肺腎

痰飲

大生地　北沙參　炒丹皮　姜半夏　蛤殼　竹二青

製首烏　山萸炭　瓜蔞皮　炙橘紅　黑梔

許　脘痛微止背部就疼牽引不舒舌苔膩黃而白飲

邪尚阻宜溫通泄化

桂枝木　橘絡炙　薤白頭　姜半夏　赤苓　帶皮水姜

旋覆花　製川朴　瓜蔞皮　只殼　沉香曲

復　口膩不渴舌白滑係飲邪未撤也以致中陽失展

時痛時止脈來弦右濡借再主辛通撤飲

厚肉桂　炒蔻子　只殼　乾姜炭　旋覆花

生茅术　姜半夏　陳皮炙　瓜蔞仁　葱管

徐

中虚積飲，肺虚作嗽，甚至氣逆火升，挾痰上擾，陡然傾跌，舌苔中剥，脈弦滑，左寸關較數，高年得此，不易除根，姑以培土潤肺佐洩降法

党參　蘇子　海石　姜半夏　茯苓　炒丹皮

玉竹　旋伏花　蛤殼　橘紅　炙草　[illegible]百合

朱

肺虚飲蓄，宿哮頻發，更感秋邪，脈數身熱，姑先治標

蘇子　款冬花　杏仁　姜半夏　炙草

痰飲

紫菀(炙)　白前胡　橘紅(炙)　茯苓　銀杏肉

復　哮喘之勢較平身熱不退脉數大不斂肺氣不甯

痰飲擾阻再主疏降

炒蘇子　旋伏花　五味子　姜半夏　炙草　銀杏仁

白芥子　炮姜炭　炙紫菀　炙橘紅　茯苓

高　勞情傷中中運弱則濕聚生痰痰積成飲飲邪上

干肺失甯降之權頻頻欬嗽胸多痞窒之氣坐不

得卧脉形濡滑背寒如大掌若增喘急再難除根

先以温藥和之參入疏降

桂枝　白茯苓　製朴　炙草　只殼　炙橘紅

白术　炒蘇子　杏仁　旋覆花　姜半夏　炙紫菀

復　欬逆較緩胸痞不開肺氣䐜鬱之象究係留飲窃

踞胸陽不亦失展舒脉沉濡舌苔白膩根垢再當

撤飲和中以宣肺氣

生茅术　製朴　炙紫菀　沉香屑　只殼　炙橘紅

姜半夏　淡乾姜　蘇子　台烏藥　茯苓　青葱管

陳　支飲欬嗆寅時則甚以寅時氣血注於肺飲邪上

干肺失肅降也脉數濡滑姑先肅降

痰饮

蘇子　旋伏花　茯苓　炙桑皮　炙草　冬瓜子

白芥子　海石　炙橘紅　象貝　枇杷葉露

丁　肺經續感新寒，飲邪痹阻而為哮喘。

桂枝　蘇子　姜半夏　茯苓　旋伏花

葶藶　白芥子　炙陳皮　海石　薤白頭

張　肺胃兩虧，痰飲內蓄，近感暴冷，觸發痰喘，脉濡數，

舌苔白膩，蒸蒸膚熱，病經一旬，姑先治標。

炒蘇子　白芥子　旋伏花　茯苓　姜半夏

萊卜子　炙紫菀　款冬花　橘紅　銀杏仁

王　飲邪內蓄肝肺為咳右脈細滑左手關尺浮大中下並虧先以疏降撤飲意則治標

炒蘇子　白芥子　海浮石　茯苓　炙紫菀

萊菔子　旋覆花　桂枝木　炙橘紅　海蛤殼

復　進疏降法似合病機脈亦較和想積痰成飲總由脾弱宜和脾泄化調理數天再商

生白朮　炒蘇子　桂枝木　姜半夏　蛤殼

炙紫菀　白芥子　白茯苓　炙橘紅　銀杏仁

痰飲

宋　患瘧後餘邪未澈交冬續感新邪留於肺胃為咳

咳逾月晨起嘔痰脉濡滑带数姑先疏降撤飲憲

其肺損增喘

炒蔻子　萊卜子　旋伏花　炙橘红　只壳　銀杏仁

白芥子　姜蒌　海石　茯苓　炙艸

嚴

病逾一月表热不揚欬嗽喘急脘痞拒納舌苔滑

白脉悬数伏中下兩蔚伏邪痰飲鬱阻防一塞而

变势屬危险勉擬方

桂枝木　銀杏仁　姜半夏　茯苓　沉香曲　葱管

炒蔻子　旋伏花　炙橘红　只壳　紫石英

徐

中下兩虧痰濁混淆動形則作喘息恍惚夢多右手脉弦滑較大左細軟胃不思穀惟恐喘汗交迫且以攝下佐化痰法

桂七味丸 紫石英 姜半夏 茯苓 牡蠣 青洋鉛

坎水炙蘇子 蛤殼 炙橘紅 竹二青 紫衣胡桃肉

李

哮喘已久肺腎兩虧痰飲內蓄氣機多升少降擬踈上攝下法

都氣丸 白芥子 橘仁 製淡半夏 海石 銀杏仁

蘇子 旋覆花 蛤殼 炙草 炮乾姜

痰飲

沈　風寒外來痰飲内蓄咳嗆氣逆脘痞脇痛引背雖
屬老年治當疏降

蘇子　只殼　款冬花　桂枝木　白茯苓　通草
白芥子　炙紫菀　姜半夏　炙橘紅　炙草　紫衣胡桃肉

儲　久患痰飲哮喘不時舉發迺來尤甚不但氣機升
逆血亦不致循經養絡所以經下淋漓右肩臂痠
楚不用風陽上擾耳竅掣疼脉左細濇右手浮滑
恐難除根先以疏降化痰養血和絡

蘇子　炙紫菀　歸身　絲瓜絡　炙橘紅　銀杏仁

白芥子　旋伏花　料豆衣　製半夏　紫石英　白茯苓

嫩桑枝　甯坤丸

邵　久哮頻發忽輕忽重支飲衝逆甚則嗆喘坐不得

臥脈遲緩不能除根者久久慮其喘變

生於术　白芥子　姜半夏　淡乾姜　紫菀　雲苓　銀杏

旋伏花　蘇子　萊卜子　五味子　橘紅（炙）　甜葶藶

鄭（馬梅圓）案　痰飲踞脾已卅載矣每發更劇痛在繞臍痞結

臍之右移於當臍及左者少築々然躍動則痛

前脈左細弦右濡脾稟坤靜之德攻除之品不

痰飲

易據報撤且通至陰之絡佐以煦陽化疫

淡川附子　生於朮　陳皮　炒青皮

九香虫　淨車前　茯苓　薤白頭　真伽楠香汁

葑溪王南疇方案卷五

損症

金　稱齡先後兩天不足疲滲氣滯背脊高凸足軟不能步履左項結腫腹痛減穀此損症也藥力難効

河車大造丸丹　用使君子錢半帶皮水蕩兩片浸二

水泛資生丸丹　丸全煎濾清每晨空腹服之

龔　脊腎陰陽交虧背脊高腫痛疼脈濡滑而軟搽煩之質深慮延損宜血肉有情溫養但病者茹素戒葷姑擇益腎和陽之品輔草木以圖功

損症

大熟地　補骨脂　菟絲子　茯苓　紫石英　續斷

枸杞子　女貞子　懷山藥　玉竹　厚杜仲　首烏

胡桃肉　高麗參

腫脹

王　積年血痢已瘥，休息每至五更利下數次，面浮肢冷，兩手脈濡細軟數，脾腎大傷，久延恐增腹滿。

潞黨參　煨肉果　五味子　補骨脂　縮砂仁　車前子

甜冬术　淡吳萸　廣木香　製半夏　赤苓　乾荷叶

復　痢下不減，浮腫依然，脾腎陽虛，中運失職，脈形細

小一息乙至恐腹滿喘急虛設莫測

黨參　台白朮　西綿芪　煨肉果　縮砂仁

肉桂　製川朴　綠升麻　白茯苓　廣木香

三診　痢次稀少腫依然脈稍和前法似合病機宜加

味複之

黨參膏　西綿芪　北柴胡　帶皮苓　煨肉果　廣木香

厚肉桂　綠升麻　川附子　車前子　台白朮　伏龍肝

四診　痢傷脾腎之陽腫勢囊腿尤甚脈後痠疼艱於步

趨脈弦細而數中氣極虧調理自宜帶疾延年

腫脹

高麗參 川椒目 車前子 甘枸杞 金毛狗脊

厚肉桂 葫蘆巴 小茴香 厚杜仲 煨肉果

廣木香 台白朮 木豬苓 夜交藤

仲 脾腎陽虛得於久病久嗽腿脛浮腫漸及囊腹脈

沉細老年恐延中滿

川附子 台白朮 廣木香 川椒目 葫蘆巴 炙橘紅

潞黨參 赤芍 赤苓 煨薑 南查炭 縮砂仁

水姜皮 陳麥柴

李 稍進油滑大便即溏便後常紅脈形芤細不調痔

垂不收脾陽虛而下陷腸滑不禁中失砥柱而水
穀之濕邪溢肌膚以致遍體浮腫也恐增喘急

高麗參　川附　歸身炭　茯苓　福澤瀉　伏龍肝
真於术　炮姜　廣橐　車前　乾荷蒂

復

温中扶土便溏較緩遍體仍形浮腫痔垂亦痛氣
陷不舉脈形軟數營虛肉奪再守前意增損勿致
喘急為幸

高麗參　煨肉果　炙防風　巴戟肉　車前子
土炒於术　西綿芪　製川附　歸身　伏龍肝

腫脹

三診　脉之芤數稍得有神形色畧振浮腫上體較減前

法似合病機但恐而不復尚慮生波

高麗參　西綿芪　五味子　菟絲餅　澤瀉

於术　川附子　懷山藥　煨肉果　車前

歸身　茯苓　水姜皮

四診　連進培中溫養形神色脉稍得振作便血已止便

泄痔垂氣陷不舉也前法既投宜加減複之

党參膏　甜冬术　煨肉果　巴戟肉　歸身　縮砂仁

高麗參　西綿芪　製川附　葫蘆巴　大棗

二診　左手脉稍得斂和右部仍形芤並便血雖止而血去過多則室如懸磬矣然不降遍體虛浮連進溫補似屬相合然須胃納稍勝庶幾由漸恢復

代參膏　台白朮　川附子　煨肉果　茯苓　炙橘紅

高麗參　益智仁　霞天麴　廣木香　歸身　焦穀芽

袁　中下陽虛溼熱混淆病涉月餘脘腹脹大小溲短而色赤脉來濡細幾不鼓指望六旬年中滿之機已露恐藥力難效

金匱腎氣丸　台白朮　巴戟肉　縮砂仁　木豬苓

腫脹

潞黨參　葫蘆巴　廣木香　大腹皮　水姜皮

復　浮腫之勢較減脈濡細脾腎陽虛濕邪易阻議以

丸劑緩調

理中丸　兩　　二丸和匀每早空腹服三錢清

濟生腎氣丸　兩半　　米飲湯送下先服半月

陸　復　温陽分消其病機頗適脈濡細再從前意加減

川附子　潞黨參　桂枝　赤苓　木香　水姜皮

甜冬术　川椒目　豬苓　澤瀉　砂仁

陳　大腹軟膨得穀尤甚脈形濡滑較前脾虛濕蘊肝

木順乘宗理中法加味

潞黨參　乳薑炭　縮砂仁　廣木香　小青皮　紅棗

川附子　帶皮白术　只實　沉香曲　白茯苓

金　腹膨臍突青筋呈露乃於痢後肝脾大傷脉細濇

兩月抱昏脹象顯著恐藥難應手

川附子　台白术　雞內金　青皮　廣木香　歸身

北柴胡　大白芍　縮砂仁　木瓜　茯苓　小溫中丸

朱　久患寒熱如瘧脾陽大衰肝木乘之中脘痞積散

大兩月以來腹脹筋露脹象顯著小溲欠利脉細

脾脹

如此深防喘脫恐藥力難應手擬真武法加味

川附子　白芍　生老姜　車前　澤瀉　陳麥柴

台白术　茯苓　葫蘆巴　桂枝　縮砂仁

宋　三瘧後肝脾氣滯溼熱鬱蒸為脘腹䐜脹脈細弦

停防黃延臌

柴胡　製川朴　當歸身　雞內金　水姜皮

桂枝　大腹皮　縮砂仁　澤瀉

浮腫

郑　風水相搏面浮腿腫肺氣膹鬱中脘痞悶脈浮滑

帶濡恐腹滿喘急

麻黄　製朴　縮砂仁　漢防己　紫苑炙　赤苓

桂枝　桑皮炙　冬瓜皮　川椒目　陳皮炙　水姜皮

復　腫勢漸退再守前意以化解邪

麻黄　炙陳皮　炙紫苑　茯苓皮　生米仁

桂枝木　炙桑皮　澤瀉　通草　水姜皮

魯　風水相搏肢體浮腫咳嗽氣急脈沉濡恐延腹滿

麻黄　蘇子　防風　赤苓　帶皮水姜

桂枝木　姜夏　陳皮炙　桑皮炙

浮腫

復　腿腫不退，腹膨欬喘，脈沉細，當需陽分，自爲風溼痹阻，仍屬腹滿。

肉桂　防己　葫蘆巴　川椒目　澤瀉　嫩桑枝

蘇子　牛膝　萆薢　赤苓　宣木瓜

三診　肺脾腎三經交病，風溼痹阻，以致腿腫腹膨，欬嗆頻頻，脈沉細，腹滿，可云合溫通陽化分消，別無良法。

桂枝木　桑皮　防風　紫菀　茯苓皮　牛膝　水安

川附子　蘇子　椒目　腹皮　車前子　澤瀉

金

伏暑病匝月寒熱退後渾形浮腫，腫勢延足跗木
近週日來復增欬嗆，此汗未暢泄，肺脾留邪与疫氣
相搏，脈弦滑數大，未易即平也，恐其增喘

豆豉　馬兜鈴　炙桑皮　製朴　赤苓　通草　枇杷葉露
前胡　旋覆花　海石　杏仁　象貝　橘紅

李

欬喘面浮，肺腎久虧，近復悒鬱傷肝，木邪乘土，以
致跗腫腹膨，又經患瘧，截止之後，邪未清澈，脈弦
細，脹象漸著，理之棘手

桂枝木　台白术　白蔻仁　炙黑草　淡吳萸

浮腫

北柴胡　青皮炭　川楝子　炒澤瀉　水姜皮

吳　伏邪病後將及匝月遍體俱增浮腫偶食易嘔脈形濡數小溲渾濁不分正氣雖虧尚未進補之候

台白朮　苡米仁　赤苓　冬瓜皮　炙紫菀　水姜皮

炙桑皮　炒澤瀉　大腹皮　通草　旋覆花　陳麥柴

程　痎瘧截止風邪溼痰未楚遍體發經發瘰搔癢近增腿腳浮腫脈形浮數法當疏化

赤防己　川萆薢　姜半夏　炙陳皮　帶皮茯苓

炙防風　西獨活　川牛膝　威靈仙　澤瀉　桑枝

梅　勞傷脫力，溼熱下趨，囊腿浮腫，脈沉濡，恐上行腹滿。

桂枝木　川椒目　白茯苓　粉萆薢　炙陸皮　陳麥柴
木防己　木豬苓　澤瀉　通艸　水姜皮

龔　風邪挾溼相搏，始因中脘痞悶，繼增肢腫面浮腹膨，舌膩黃，脈緩滑帶濡，汗洩不通，小溲不利，恐延中滿，擬分消法。

甜桂枝　木防己　豬苓　大腹皮　炒澤瀉　水姜皮
製川朴　川椒目　赤苓　大豆卷　陳麥柴

浮腫

復　寒熱止而口泛甜膩脉濡細舌苔薄白濕邪未楚

脾胃不和氣嗆陣作肺經失肅擬苦辛滲化

製蒼术　焦米仁　生香附　白茯苓　通草

炙桑皮　姜半夏　白杏仁　建神曲　陳皮　佩蘭叶

三診　脾運弱則濕邪易漬所以口中甜膩不退也濕蒸

則肺亦失肅是以欬痰頻來也舌苔尚白脉仍濡

數再從前意增損

生白术　越鞠丸　炙桑皮　白雲茯　炙陳皮　焦穀芽

製川朴　煨草果仁　苡米仁　姜半夏　氣佩蘭叶

四診　寒〻熱後中陽不升脾土失運口甜膩腹膨脹脈濡
細溼熱易清衰年慮其中滿擬通陽運中法
製川附　茅皮苓　大腹皮　廣木香　車前子
茅皮朮　益智仁　焦神曲　廣陳皮　水姜皮

五診　脾陽不振溼邪易阻但脾土全賴命門之火火土
相生則脾易健運今年近花甲下元已衰脈情濡
細脘腹膨脹中滿之勢不可不慮也
川附子　製川朴　車前子　川椒目　炒澤瀉　青蔥管
台白朮　巴戟肉　茅皮苓　大腹皮　廣木香
浮腫

六診 口味淡甜，中焦濕邪粘蘊，總由脾陽不振，腹膨未減，大便不爽，脉濡，舌白，再主溫陽健運。

平胃丸 包佩蘭 帶皮苓 巴戟肉 炒澤瀉 冬瓜皮

川附子 大腹皮 茯苓皮 煨益智仁 煨木香

七診 衰年病後，脾腎陽虛，肝木順乘，聚水泛溢，類附臌腹。臌脹，小溲不利，便溏，脉弦黃，舌苔帶膩，中滿之象，擬著瓔之棘手，宗真武法加味。

川附子七分 帶皮白朮三錢 車前子三錢 帶皮苓三錢 生老薑二片

厚肉桂四分，剉細沖 吉白朮苟二錢 炒澤瀉三錢 煨木香七分 葫蘆巴三錢

八診　跗腫腹脹脇滿，膚澤便溏溲少，左脉弦細，右濡，舌苔薄黄，此聚水從類之象，腹形顯著，想水濕易聚，由土之不及，土之不收，乃木之横逆，欲利其水，必先崇土，欲崇其土，必先制木，宗逍遥合五苓法。

水炒柴胡五分　厚肉桂五分剉細沖　带皮苓三钱　煨益智仁七分　炙桑皮钱半

土炒冬术钱半　木豬苓三钱　炒澤瀉钱半　大腹皮钱半　當归身钱半

冬瓜皮三钱　川椒目五分　水姜皮五分

九診　跗腫腹膨，時减時甚，舌苔薄白，根厚黄，脉弦如前。小溲依然不利，大便頻溏，肝脾腎三經受病，以致

浮腫

溼邪泛溢擬用分消法急則治標

炒黑丑　帶皮白术（土炒）　葫蘆巴　炒澤瀉　巴戟肉　陳麦柴（代水）

小茴香　上官桂（剉細沖）　帶皮苓　木豬苓　冬瓜皮

疝

張　始因下焦受寒而成偏疝不時舉發此屬厥陰肝病肝邪乘犯陽明類此泛嘔脉來弦數最難除根姑以泄厥陰和陽明法

川楝子　左金丸　代赭石　小青皮　小茴香

延胡索（醋炒）　雲茯苓　大白芍　姜半夏　姜渣

復　疝氣嘔逆刻下俱平惟陰氣猶弱掌心仍熱脈弦數而細再主養陰泄熱

西洋參　生白芍　粉丹皮　龜腹版　白茯苓　炙橘紅

金石斛　萎蕤　旋覆花　黑梔　青竹茹　焦穀芽

三診　按脈和靜於前惟體質陰虧掌熱未減是以疝氣嘔逆俱平之後當以丸劑緩調爲妙

大補陰丸　三兩

水泛資生丸　兩半

二丸和勻每早淡鹽湯送下三錢

秦　寒凝著陰少腹痞塊攻逆時時上下此屬狐疝通

疝

日來脘膈膜脹得穀尤甚漾漾泛惡有上犯陽明之勢脉沉弦姑与温通辛洩

淡吳萸　川楝子　旋伏花　小青皮　江只殼　焦穀芽

小茴香　甜桂枝　代赭石　南查核　廣木香

方　痛從少腹上攻及脘頗欲泛嘔甚則發厥此衝疝也脉弦病在肝腎按乙癸同源治參入温煦

桂七味丸　小茴香　廣木香　紫石英　姜半夏

淡吳萸　大白芍　川楝子　枸杞子　帶皮水苓

徐　狐疝少腹隱塊作痛或上或下出没無時古稱之〻

年氣血兩虧藥力難以除根景岳用煖肝煎現今一時難覓姑以溫養氣血而左肢偏枯宜並服之

官桂心　小茴香　川楝子　廣木香　茯苓　絲瓜絡

歸身　橘子核　吳萸　炙艸　桑枝

沈馬柳園紫　睾丸偏脹於右寒溼入於厥陰經脉為病也

桂枝木　荔支核　炒青皮　山查核

淡吳萸　小茴香　炒歸身　橘核

王馬棠　厥陰寒疝發則睾丸脹疼溼濁阻滯少腹攣疼

南陽法

疝

韭根須　川楝子　桂枝　荔支核　製川朴

兩頭尖　延胡索　吳萸　小茴香　沉香屑

遺洩

侯　夢寐紛紜甚則遺洩兩手脈細滑腰脊痠楚究屬真陰下虧龍雷不潛而苗挾液火內擾也宜益腎之

洋參　龜腹版　青竹茹　厚杜仲　天棗仁　蓮須

熟地　蒼龍齒　川黃柏　金櫻子　雲神

胡　勞傷心脾濕火未清上干肺金則咳嗆下注則寐

間形瘦脈濡軟兼大便溏洩先以和養心脾以化

溼火

台白朮　雲神　川柏　炙桑皮　苡米仁　益智仁　荷叶

大棗仁　草薢　丹皮　煨姜　炙橘紅　枇杷叶露

沈

瘧後肝膽陽升以致頭暈時作相火寄於肝膽故

夢洩頻頻右脈弦滑左得兼痰火並阻刻下滋膩

難投姑以膽陽洩降

石决明　台白朮　甘菊花　黄柏炭　炒丹皮　炙橘紅

煨天麻　製半夏　蒺藜　白茯苓　牡蠣　鈎勾

遺洩

薀　脉来弦滑〻主乎痰弦為肝旺乘和肝陽觸動相
火痰間遺濁痰火升動肺失肅降之常以致頭暈
耳鳴欬嗆頻来也姑以潛陽泄化
石決明　炒丹皮　白蒺藜　肥知母　姜半夏
霜桑叶　旋伏花　川黄柏　青竹茹　雲神
料豆衣　炒米橘白　蓮鬚

陸　投補〻下水虧不能驟復木火猶旺所謂救陰苦
近功也遺泄精减少寐心悸音微言低脉细弦而
輭中氣亦餒宜首顧之

黨參　淡天冬　雲神　炙甘菊　川柏　沙蒺藜

熟地　天棗仁　阿膠　炒丹皮　白芍　湘蓮

復　刻診脈細弦日前遺洩一次自覺中氣餒弱投補之下與病機頗適際此冬藏宜大劑膏養

黨參　綿芪　川柏　菟絲餅　白芍　炙橘紅

熟地　牡蠣　雲神　沙蒺藜　生柞　黑大棗

三診　勞傷脫力氣陷不舉為漏精如淵已半月矣脈疲背宗、脈濡細舌白宗東垣法大意

補中益氣丸　甜桂枝　厚杜仲　補骨脂　雲神　韭菜子

遺洩

鹿角霜　甜冬术　全毛脊　菟丝饼　车前子

陸

刻診脉滑大不斂，時或遺洩，語言自覺氣怯少力。

陰虧之體，相火不潛，中氣亦餒，治宜益氣。

潞党参　山萸肉　左牡蠣　川黄柏　炙草　懷山药

大生地　龟腹版　沙苑蒺　建蓮肉　茯神　廣木香　金鎖固精丸三錢

復

刻診脉濡弱而静，此外感之邪，而自覺精冷淡冷，

肢冷，不但陽分偏虧，未免氣分暗虧，而大便不爽。

脾氣亦虧，失司，治宜益氣。

潞党参　枸杞子　廣木香　炙草　陳皮炙　湘蓮肉

土炒白术　淡吳萸　雲神　西歸身　白芍

三診　諸恙依然，昨夜遺泄復發，脉仍濡弱，久虧之體，難以驟復也，再主補養。

補中益氣丸　山萸肉　菟絲餅　雲神　川柏炭　湘蓮肉

龜腹版　懷山藥　甘菊焙甘杞　沙苑　杜芡實

四診　耳鳴无淚，又患遺泄，腎關失固，水虧則木失涵

脉形滑大，際此春升，治宜攝納填補。　杜芡實

大熟地　淡天冬　雲苓　丹皮　金櫻子　廣木香

龜腹版　山萸肉　懷藥　枸杞　生牡蠣　建蓮須

遺泄

吴　風邪挾溼痺絡，為背部作脹，背為陽之分，失宣，頻患遺洩，精關失固，脈濡細，宜温煦和化。

甜桂枝　西獨活　厚杜仲　川黄柏　雲茯神
沙蒺藜　左秦艽　粉萆薢　桑螵蛸　嫩桑枝

復　背脹已鬆，腰痠猶甚，脈濡軟，得於奪精之後，外感去而内傷未和，再主温煦養化。

甘枸杞　厚杜仲　菟絲餅　白茯苓　牡蠣　豬脊散
甜桂枝　川續斷　沙蒺藜　桑螵蛸　歸身

淋濁

周　體質陰虧溼火下注淋濁溺後莖痛脈象沈弦滑
殊未易即止也
血珀屑　車前子　黑梔　生草梢　萹蓄　小川連
細生地　粉丹皮　澤瀉　瞿麥　木通　淡竹叶

趙　陰虧溼火下注為淋濁作痛左手食指節續發疼
腫恐成僵蠶蛀脈弦滑先以分清
川連　龍膽草　萆薢　粉丹皮　生草梢　嫩桑枝
木通　血珀屑　澤瀉　車前子　淡竹叶

淋濁

陳　肝火溼熱下注淋濁作痛兩手脈弦大當以苦洩

分消

清麟丸　車前子　川柏　廣陳皮　粉丹皮　血珀屑

龍膽艸　生艸梢　木通　粉萆薢　淡竹叶

周　膀胱濕火下注爲膏淋白濁腰背痠疼身熱往來

脉濡數宗松石法調理

豬肚丸　川黄柏　生艸梢　海金沙　粉丹皮

生蒼朮　粉萆薢　白茯苓　澤瀉　淡竹叶

林　敗精流濁淋濇晝甚脉濡軟溺管微痛治以通窒

茴梔

車前子　韭菜子　白茯苓　澤瀉　湘蓮肉

菟絲餅　甘草梢　川黄柏　丹皮　血珀屑

復　淋濁小溲清長孔道熱為病脉濡細溺时微作痛

夢想思慾陰虧於下敗精阻竅而營傷之體氣陷不

舉也

大補陰丸　綠升麻　韭菜子　菟絲餅　湘蓮肉

水炒柴胡　甘艸梢　粉丹皮　澤瀉

三診　濁下不止右脉弱為濡滑敗精阻竅勞傷氣陷犯

旦夕可圖

淋濁

水炒柴胡　苦參　生甘稍　車前　綠升麻

台白术　牡蠣　粉萆薢　茯苓　黄柏炭

尿血

綜　隨水後溺血大下海底徹痛此陰絡暗傷病在肝

腎恐瘀阻不淨有蒸朦作癃之患

清阿膠　小薊草　赤芍　甘艸稍　藕節

全當歸　蒲黄參　大生地　旱蓮艸　血珀屑

部　陰虧濕火下注為尿血頻下而微痛楚窒塞之象

脉濡細帶數舌膩苔黄欬嗽時作治宜兼顧

血餘炭 三錢　墨旱 三錢　蒲黃 五分　紫菀 三錢　車前子 三錢　黃精 五分
歸身 三錢　淡竹葉 二錢　小薊 三錢　桑皮 三錢　炒丹皮 三錢　藕節 三枚

復

尿血益有減，下仍莖痛楚，脈形細數弦，舌苔稍紅，究屬陰虧於下，溼火乘虛下趨，雖有效徵，宜賡重治之。

細生地 三錢　龜版 四錢　萆薢 三錢　血餘炭 三錢　炒澤瀉 三錢　藕節 三枚
川柏 二錢　知母 三錢　蒲黃 五分　炒丹皮 錢半　歸身 三錢

三診

尿血漸減，惟腰腿少腹痠軟，脈細弦數，象未和，陰虧與溼火未徹，而氣陷不舉也。

尿血

生地炭　綠升麻　萆薢　血餘炭　厚杜仲　赤芍

龜腹版　川黃柏　蒲黃　歸身　川續斷

四診　腰腿痠楚乏力得於尿血之後三陰皆虧脈細軟

常數欬嗆時作擾擾陰中參入和降

大熟地　烏鰂　厚杜仲　桑寄生　炒蘇子　豬脊髓

清阿膠　歸身　川續斷　炙艸　炙橘紅

陸　肝脾久鬱左脘腹瘕巨大痛度也近復惱怒動肝

ː火挾溼熱下注心火亦致妄動先見腹悶痛脹

繼以淋瀝痛尿血脈細弦先以分利法　淡竹葉

西珀屑 扁蓄 車前子 小薊 細生地 甘草稍
瞿麥 節通 黑山梔 蒲黃 塊滑石 小青皮

李 溺陰上僭 濕火下趨 脘痛溺塊 攻迷通日 復患尿
血 脉濡滑 老年下元已虧 恐藥力難效

小薊炭 丹皮炭 車前子 歸身 側柏葉 吳橘紅
血餘炭 蒲黃末 細生地 生草稍 製半夏 鮮藕節

諸 勞力下損 經絡血滯 阻為溺血 作痛起經半載 脉形
弦細 恐難除根

小生地 蒲黃 炒丹皮 黑梔 生草稍 藕節炭

尿血

小薊　當归炭　血餘炭　木通　淡竹葉

吳　勞力下損，尿血頻下，邇日兼有瘀塊作痛，三月，脉弦細澀，扭乘隙趨之理，之不易。

血餘炭　蒲黃　歸身　車前子　黑梔　血珀屑

清阿膠　小薊炭　丹皮炒　炒澤瀉　茯苓　藕節炭

復　尿血不止，仍有瘀塊，腰脊痠楚，由於務農勞力下損，陰虧氣陷，病纏三月，恐虛波變幻，宗前法加味。

大熟地黃　綠升麻三分　西歸炭一錢　紫丹參一錢　小薊炭三錢

北柴胡　炙潞党參三錢　川黃柏一錢　川萆薢三錢　清阿膠三錢（生蒲黃五分拌炒）

歸身炭三錢　血餘炭五分　藕節炭二枚

三診　尿血仍有塊下脈滑痰甚軟脈細弦舌下顯紫仍

慮惡攻宗丹溪法加味

大生地　川柏　茯苓　小薊炭　絲棉炭　生蒲黃

龜版　知母　歸身　丹皮炭　血餘炭　補中益氣丸

尿　務農勞力濕熱之邪隨下陷為溺血莖痛舌苔膩

黃脈濡數擬升清通泄兼施

北柴胡　生蒼朮　萆薢　炒澤瀉　小川連　黑山梔

綠升麻　車前子　蒲黃　生草梢　淡竹葉

尿血

唐　肝經溼火下注血淋莖痛不爽左脉濡數右手弦

滑舌苔根黄膩渴先以苦泄分滲

龍膽草　小薊炭　蒲黄　淡竹叶　血餘炭

木通　生草梢　黑梔　小川連　清麟丸

復　血止轉爲淋白莖痛亦減左脉弦滑未和舌苔根

膩且垢溼火猶蘊再當苦泄分清

川連　車前子　炒澤瀉　生草梢　飛滑石　川柏

萆薢　炒丹皮　黑梔　細木通　淡竹叶　血珀屑

痔血

陳　勞倦傷脾溼熱鬱蒸肉痔滲血大便久未得爽脉形濡數擬苦辛以化溼熱佐升脾陽

臟連丸　生蒼朮　防風　柴胡　炒澤瀉　陽春砂仁

炒槐米　綠升麻　黄芩　廣陳皮　柿霜下

復　痔血頻滲溼熱內蓄不言而喻而欬嗆氣逆甚則頭暈肺經襲感脉仍濡數先理客邪爲主

前胡　炒蘇子　海石　焦米仁　赤苓

霜桑叶　旋伏花　杏仁　炒澤瀉　枇杷叶露

腸紅

痔血

王　左脉濡细右手濡滑大便下血腹膨氣痞溼熱
蒸所致欲管未平從與大腸治
霜桑葉　廣木香　炒赤芍　只殼　地榆炭
淡黄芩　製川朴　大腹皮　炒槐米　柿霜

蔣　脾虚生溼々蒸化火下注大腸々紅時下脉濡帶
當以利脾清火
台白术　炒槐米　丹皮炭　江只殼　南查炭
生冬术　地榆炭　當归炭　廣木香　荊芥炭

復　腸紅時盛時减究係溼熱蒸以致脾血不主統

痞脉濡苔黄且以和中渗化

生茅术　脏连丸　炒槐米　防风　炒只壳　柿饼

淡黄芩　地榆炭　广木香　归身　炙陈皮

沈　肝脾营虚湿热内蒸肠红时下日脯气馁神倦脉

芤数防增浮肿

生洋参　炒槐米　黑栀　料豆衣　生竹稍　野蔷薇露

小川连　炒丹皮　白芍　云神　橘白

复　操烦营虚肝脾失调湿热易阻通日肠红较减而

脉数常消口甘作腻再以清养渗化为主

肠红

生洋参　丹皮　细石斛　槐米（炒）　柏子仁　黑山栀

甜冬术　茯苓　宋陈皮　云神　大白芍　柿霜

江　脾统血肝藏血二脏乖和血失统藏下注则为肠

红腰瘦背寒脉濡细目视昏花阴阳交亏最难除

根

黑地黄丸五钱（绢包）　煨木香七分　枸杞子炭三钱　炙枣仁三钱　土炒白芍三钱

茯神三钱　炮姜炭五分　土炒归身三钱　厚杜仲三钱

復　擬述病情懸擬錄方

党参三钱　远志肉一钱　土炒当归身三钱　土炒冬术二钱　茯神三钱　煨木香七分

西綿芪錢半　鹿角霜錢半　大棗仁三錢（炒黑不焦）　醋炒升麻五分　黑地黄丸一兩（絹包）

三診　宗歸脾大意，腸紅已止，而背脊如常腰脊痠楚，脊腎交虧，肝脾不和，脈左乳細，右濡軟，極易反復。

台參七分　鹿角霜錢半　土炒白朮錢半　杜仲三錢　煨木香五分　炒杞子錢半

綿芪錢半（炙）　清阿膠錢半（蛤粉炒）　土炒歸身錢半（鹽水炒）　川斷三錢（鹽水炒）　橘紅五分（炙）

四診　背脊腰痛如折，背脊兩髎實疑腸紅奪血後營分更戕，脈濡細，宗青囊斑龍合青娥法。

大熟地五錢（鹽水炒）　菟絲餅三錢（鹽水炒）　補骨脂三錢（青鹽炒）　枸杞子三錢　川斷三錢（鹽水炒）　煨木香五分

鹿角膠錢半（蛤粉炒）　柏子仁三錢（研）　小茴香七分　杜仲三錢（鹽水炒）　歸身錢半（土炒）

腸紅

五診　腸紅又發，腹中不和，大便不實，想脾統血，肝藏血，二經之血隨氣下陷所致，脉濡軟，宗黑地黄法参入升舉。

大熟地　北五味　党参　柴胡醋炒　廣木香　炒蒲黄炭
生茅术　淡乾姜　升麻醋炒　當歸土炒　酸棗仁

便閉

王　便阻腹脹，下焦陽分失宣，脉沈細，宗仲聖温陽攝下法治之。

附桂八味丸三錢　兩頭尖三錢　淡蓯蓉三錢

紫石英 丹 韭菜汁 一杯 沉香屑 乙分

王

肝陽升擾腎不司納濕熱阻氣作脹脉濡細便秘
溺赤擬溫撫下焦略佐化濕
桂七味丸 旋伏花 粉萆薢 薏苡仁
紫石英 建米仁 沉香屑 炙橘紅

朱

左手脉弦滑較和右部濡小便秘溺赤腑氣失宣
濕熱有未徹之處而中陽自失展運故脘悶不開
也擬通陽宣腑以化之 佛手
薤白頭 公丁香 旋伏花 白杏仁 製半夏 炒澤瀉
便閉

金瓜蔞　生於术　江只殼　火麻仁　沉香汁　茯神

程　氣火升動陽液乾燥爲大便難脈弦細腹痛陣作

擬潤降宜腑

何首烏兩　淡蓯蓉三錢　柏子仁三錢　川牛膝三錢　白杏仁三錢

油當歸三錢　江只殼錢半　瓜蔞仁三錢　查炭三錢　松子仁三錢

包　肝胃氣滯衝任失調春間曾經崩下營傷未復使

阻向餘濕濕泛惡少腹不和嘈雜脘痞脈濡滑澀

且挾滯鬱蒸腸胃氣陽易升爲頭痛理之不易

老蘇梗　江只殼　瓜蔞仁　縮砂仁　黑山梔　佛手

青竹茹　川朴　大麥仁　大腹皮　廣木香

朱　老年脾陽窒痹又經冷雨着涼不食不饑不便脘腹作痛拒按舌苔深黄脉沉細右弦噯腐防增呃忒姑與通陽温潤以導其積滯

半硫丸　淡蓯蓉　瓜蔞仁　江只殼　歸身　沉香屑

薤白頭　廣木香　川牛膝　火麻仁　烏梅肉　保和丸

戈　惠帥代診　陰虧於下肺胃之火上熾膀胱之氣化失司以致易饑易渴小便頻數不暢莖間熱口燥舌苔糙白脉細數此無陰則陽無以化慮延消瘅

便閉

又患癃閉

滋腎通關丸　龜腹版四錢　黑栀二錢　川牛膝鹽水炒二錢　茯苓三錢

二原生地四錢　霍石斛三錢　通草一錢　淡黃芩二錢　青蒿露一兩

復　腎司二便，腎與膀胱相為表裡，陰虛則氣化失司，所謂無陰則陽無以化也。溲數便艱，消渴易饑，夜來潮熱，是火燥於上見端，脈細舌糙。宗丹溪法，加味

滋腎通關丸　龜版　甘草梢　淡元參　西洋參

大生地　麥冬　黑栀　炒丹皮　橘子仁

脫肛

尤

欬緩而痔垂脫肛本屬肺与大腸病病纏多日中氣又戕而內蘊之濕熱有未清之虞以致腹膨便溏胃穀不舒脈緩右弦擬培中洩化法

西黨參　臟連丸　桑皮　焦神曲　焦麥仁　柿霜

土炒白朮　煨木香　只殼　炒槐米　茯苓

洩瀉

許

便進油滑便後光甚日前便或較爽寒熱已解舌苔滑白脈右濡滑左弦脾運失健肝木易乘再從

前意增損

西洋參　烏梅炭　白芍　沉香曲　懷山藥　炙麥仁
甜冬朮　煨肉果　茯苓　廣木香　炙陳皮　焦荷叶

周　脘痛腹膨，濕阻由於暑溼內蘊，肝脾不和，甚則上
逆為嘔，舌白苔膩，脉弦細而數，甚至肢冷轉筋。

廣藿梗　吴萸　製川朴　青皮　呂殼　帶皮苓
老蘇梗　大腹皮　宣木瓜　沉香片　青蒿梗

盛　素體陰內虧，肝脾不和，舌紅苔剝，腹膨便溏，脉弦數
而細，宜酸甘化陰，佐理肝脾。

大白芍　甜冬术　縮砂仁　白茯苓　川石斛

炙甘草　小青皮　焦建曲　大腹皮　佛手花

于　嘔惡已平腹脇作痛便泄不暢兩手脈濡滑舌苔

中黄邊白脾運殊弱腸胃必有積滯惟恐傳痢

廣木香　青皮　烏藥　炮姜炭　炙陳皮　萊菔炭

尖檳榔　查炭　大腹皮　赤苓　炒澤瀉

復　便溏已止脘腹痞硬不舒矢氣則鬆右脈弦濡左

濡小而軟此中虛脾弱肝失條達宗逍遙合四君

子法

泄瀉

北柴胡　歸身　党參　小青皮　沉香曲

甜冬朮　白芍　茯苓　廣木香　水薑皮

徐　勞傷心脾，烟酒薰蒸，肝陽易升，濕熱易積，每晨大便溏泄，少腹隱痛，即積滯阻腸之徵也。右手寸關脈緩大不斂，餘部濡弱，煩則頭暈，種種見端，當以和中宜腑潛陽之法，務養為要。

党參　廣木香　小茴香　查炭　石決明　製半夏

生白朮　只殼　黑丑　粉葛花　雲神　縮砂仁

張　脾為倉廩之官，胃為水穀之海，高年中運之弱不間可知邇日吸受暑濕傷爲泄瀉不節飲食繼以嘔吐七日來吐瀉兩端雖得漸止而中土大傷肝木順乘中焦之氣有升無降濕熱痰滯混淆其間以致脘痞拒穀舌苔滿佈膩黄邊尖微紅脈象弦滑數大神倦足冷有時泛惡盡中有實現在不宜投補深防厥脱風波姑進和中降逆平肝洩化以冀得穀則昌

藿斛 生　大白芍 三錢　焦米仁 三錢　炙橘紅 一錢　製半夏 三錢　大腹皮 錢半

旋覆花 錢半　代赭石 生　白茯苓 三錢　宣木瓜 一錢　萊菔子 三錢　左金丸 七分

洩瀉

陳　暑溼挾風泄瀉類嘔惡作勢搐

粉葛根　黍連丸　姜半夏　查炭　澤瀉　姜渣

製川朴　黄防風　廣藿梗　橘紅　赤苓

胡　便溏不止舌膩苔黄脉濡細減小溲赤色左耳作

鳴肝陽乘機升動脾胃溼熱鬱蒸治宜茵陳

生白朮　桑叶　白蔻仁　粉葛根　焦建麯　赤苓

生蒼朮　丹皮　只殼　廣木香　炒澤瀉　焦麦仁

陳　腹鳴便溏每在深夜或平旦五旋清晨此脾腎氣

陷腎陽亦虛脉濡細宗東垣升举法佐以温下

潞黨參　炒烏梅炭　綠升麻　煨木香　補骨脂

土炒白朮　北柴胡　煨肉果　淡吳萸　帶皮水姜

復　便溏得止腹鳴不和脉濡細右部帶弦脾腎兩虧氣機易陷肝木易乘也宗東垣合仲醇法以丸劑緩調

補中益氣丸三兩　用姜半夏一錢煨木香五分同煎

脾腎雙補丸三兩　濾清每日清晨空腹服六錢

范　風邪挾滯脾胃不和為泄瀉質小溲積攪搐

炒防風　萊菔子　廣木香　赤苓　廣藿香

泄瀉

焦建曲　炙橘红　焦麦芽　只壳　带皮水姜

葑溪王南疇方案卷六

調經

陸　肝脾不和濕熱内阻經事參差脘腹痛脹得穀尤甚目黄脉濡不易除根者

蘇梗　蒼术　川芎　沈香曲　川朴　赤苓
香附　雞金　黑梔　新會皮　砂仁　澤瀉

復　濕熱阻氣脘腹猶痛宗越鞠法參入逍遥

生蒼术　香附　川芎　赤苓　帶皮水姜
黑山梔　焦楂　柴胡　赤芍

調經

陸　經事參差，脘腹脹痛，便行溏泄，舌白苔膩，夜寐寒熱往來，鼻衄頻頻，肝脾營虛，恐延倒經重症，姑與黑逍遙法加減

大生地炭　香附　歸身　木香　玫瑰花乳

醋炒柴胡　梔子　白芍　茯苓

于　肝脾營虛，衝任失調，癸信一月兩至，腰痛踝痠，氣滯腿腫，兩目夜昏，肝虛可知，脈形細數帶弦，先以養營理氣調經治　白花益母膏丸

洋參　歸身　冬术　杜仲　茯苓

生地　白芍　白薇　續斷　茯苓

王　癸信參差至必腹痛由於肝腎陰虛衝任失調所致而乳嗜頻頻歷年不愈屬次失血肺金嬌臟暗傷一損見端也理之棘手

沙參　生地炭　海蛤殼　川貝　白芨片　茯皮

復花　炙桑皮　白石英　糯米　旱蓮草　杏仁

朱　經事先期脈芤數而色皖白肢末不溫肝脾營虛見象非補不可

洋參　歸身　杞子　杜仲　橘紅

調經

阿膠　白芍　丹皮炭　續斷　鮮藕節

尤　癸信愆期至必腹痛脉象濡细此係營虚氣滯所
感痛經

阿膠（蛤粉炒）二錢　生地（砂仁拌炒）　歸身一錢半　吳萸二分　丹皮一錢半

蘄艾七分　川芎（醋炒）七分　白芍（當歸拌炒）一錢半　查炭三錢　蘇梗一錢半

葉　癸信逾期胃納減少泛惡酸水脉形滑数胎惡阻
之象宜和肝胃

白芍　川斛（此君藥）　陳皮　蘇梗　竹茹　帶皮水姜

白术　子芩　砂仁　只殼　茯苓　佛手黄

復　按脉仍形清數經居月餘惡阻食臭稍減泛惡仍

宜兩和肝胃

白芍　川朴　陳皮　蘇梗　竹茹　苐皮水茹

白术　子芩　砂仁　只殼　茯苓

肝胃不和溼熱內蘊經事逾期納減脘痞脉形濡

濡滑先以兩和肝胃以化溼熱毋礙下焦爲穩

石斛　砂仁　陳皮　茯苓　黑梔

蘇梗　只殼　竹茹　藿梗　川佛手

邵　肝脾氣滯瘕塊攻逆經阻腹痛脉形濡弦先以和

調經

肝運脾巽乃痛止再商

吴萸　茯苓　金鈴皮　砂仁　歸身

白芍　蘇子　小青皮　枳殼　帶皮水姜

吴　衝脈隸於陽明陽明經阻氣滯積瘀此痛經嘔吐

之所由來也先以芳香宣化　寳坤丸

蘇梗　半夏　蘄艾　青皮　歸身　茯苓

香附　白术　延胡索　查炭　赤芍　桃仁

刘　癸信愆期而至至則少腹作痛此瘀阻氣滯也間

或欬嗆痰因盜汗脈形軟數不能側右卧脈肺經

暗傷營陰日虛加慎調攝為要　寧坤丸

阿膠　查炭　赤芍　川貝母　軟白薇

蘄艾　沙參　歸身　生地炭　茺蔚子

沈

營虛氣滯痰阻中焦脘痛欬嗽經至則腹脹不舒

脈象濡滑姑以和營流化　姜渣

香附　歸身　復花　丁香　半夏　新會皮

蘄艾　白芍　新絳　茴香　蘇子　鮮佛手

復

脘痛已止欬嗆未平有時鼻衄脈象左弦滑右濡

細中焦痰氣漸化而營陰素虧虛陽易升肺失清

潤涇

甬

桑皮　石決明　旱蓮草　蔞皮　枇杷葉露

復花　丹皮炭　象貝母　黑梔

三診　諸恙皆適，脉較和静，惟偶進油膩，大便易溏，欬嗆

脉平，姑從脾肺兩調

土炒冬术　川貝　丹皮炭　蛤殼　牡蠣　藕節

炙桑白皮　山藥　旋復花　茯苓　橘紅

四診　刻診脉濡滑帶數，發至則腹痛仍未，欬必惡心，大

便溏洩，是脾弱生痰，肝木乘初，從肝脾兩調治

香附 土炒白术 姜半夏 茯苓 赤炒白芍
吴萸 炙蕲艾 炙陈皮 茴香 佛手 带皮姜

徐 衝任失調經至淋漓遲起鬱蒸甚則倒經咳血是
衄茵来脉象濡軟先和中以化溼熱為治標之法
金石斛 丹皮炭 牡蠣 柏炭 白芍 半夏 藕節
甜冬术 旋覆花 杜仲 砂仁 茯苓 白薇

復 經至復淋漓疲腹痛兩手脉濡滞不暢此係衝任
失調溼阻蘊肝脾氣滞也恐其暴崩
水炒柴胡 香附 歸身 砂仁 杜仲 陈皮

調經

生白术　柏炭　白芍　茯苓　續斷　益坤丸

黄　肝脾氣滯溼阻腹痛

蘇夏　歸身　木香　吳萸　查炭　帶皮水姜

香附　白芍　茴香　茯苓　佛手

沈　瘧傷肝脾寒熱往來溼蘊少腹癥阻作痛牽引

腰尻脈象細弦而數先以和解化癥

益坤丸　桂枝　延胡索　香附　吳萸　小紅棗

柴胡　白芍　查炭　澤蘭　歸身　帶皮姜

復　肝脾營虛由於瘧後未復寒熱往來形瘦萎黄恐

咸瘧勞逸日淫行後少腹犹脹瘀阻氣滯脈息細數仍以肝脾兩和以調營衛

川楝子　柴胡　白朮　白薇　青皮　茯苓
延胡索　歸身　查炭　茴香　香附　姜　棗

沈

衝為血海衝脈隸於陽明陽明有熱不時鼻衄血溢於上則淫血為之不調脈細數肌膚灼熱苔滑陰虧恐成倒經　藕節

大生地　白薇　蒿子　查炭　龜版　四製香附
歸身　牛膝炭　丹皮　茯苓　旱蓮　茺蔚子
調經

吳　劉診脈細數帶澀少腹攻痛有似瘕塊經阻四月

泛惡沃酸痞後營虚氣滯前進逍遥病情如故擬

兩和肝胃毋礙下焦為穩

川斛　砂仁　歸身　茯苓　白术　杜仲

条芩　腹皮　白芍　只殼　蘇梗　佛手

孔　營虚受寒經遲腹痛脈形濡細孕育頗艱

阿膠　生地　歸身　吳萸　白术　延胡索

蘄艾　川芎　白芍　桂心　香附　春砂仁

淩　經遲腹脹晨起泛惡脈濡滯營分虚寒肝脾不和

而經滯留阻也法宜兩顧

阿膠　蘇梗　生地　川芎　官桂　帶皮苓

蘄艾　香附　歸身　白朮　延胡索

接服調經益母丸　每日空腹服三　開水送下先服一月

淋帶

顧

衝為血海癸水參差衝脈病也由於肝脾腎虛氣滯不宜以致腹膨腰痠帶下綿綿脈象弦細宜養營理氣為主

大生地　歸身　杜仲　香附　白薇　烏鰂骨

淋帶

阿膠 白芍 續斷 茯苓 陈皮 生熟穀芽

復 諸恙皆適，脉之弦象較和，再主養營理氣，以候調經。

洋參 阿膠 杜仲 蒺藜 當歸 帶皮茯苓

大生地 香附 續斷 烏鰂骨 白芍

段 脊臂兩髎背痠，形凜，腰痛如折，心浸淋白，狀如帶下，脉數虛，越經五旬，少腹痛甚則泛惡，形瘦萎黃，此內損虛勞之症也，理之棘手。

鹿角霜二錢 當歸二錢 柏仁三錢 川貝三錢 牡蠣五錢 沙蒺藜一錢

大熟地五錢（海石粉拌） 菟絲子二錢 杜仲三錢 白薇二錢 橘紅一錢 豬脊髓一條（挑去筋膜）

復　諸恙仍然，惡寒頗甚，色脉交參，病在奇經八脉內損見端，區區草木，恐難以圖功。

鹿角膠（蛤粉炒）三錢　杜仲二錢　歸身（小茴香炒）三錢　菟絲二錢　熟地（海石粉拌炒）四錢　枸杞二錢　龜腹版五錢　續斷二錢　白芍三錢　川貝二錢　山藥三錢　猪脊髓（一條）

三診　諸恙俱減，惟白淋尤甚，仍從八脉溫養，佐以固濇。

鹿角霜（蛤粉炒）三錢　熟地（砂仁末拌炒）四錢　龍骨二錢　續斷二錢　歸身（小茴香炒）三錢　穀芽（炒焦）五錢　菟絲餅三錢　杞子三錢　牡蠣四錢　杜仲二錢　沙蒺藜二錢

崩漏

金　肝脾營虛，衝任失調，去年曾患崩淋，至今癸信參

崩漏

差少腹膨脹瘕塊易於攻逆帶下綿綿脉形弦數
而細病機若此恐難於孕育也宗黑逍遥法
大生地 冬术 歸身（小茴香炒） 杜仲 川楝子 黑梔
赤柴胡 茯苓 白芍（吳萸拌炒） 續斷 香附 炙草

楊 形凛蒸熱經下如崩脉來遲緩此係勞傷營分衛
任失調防陡然暈厥
吳萸 歸身 杜仲 紫石英 料豆衣 寧坤丸
查炭 白芍 續斷 煨姜皮 陳棕炭

妊娠

羅　經居四月脈來小滑而疾營氣不充雖係妊象防
　半產風波
冬术錢半　春砂仁五分　只殼一錢　歸身錢半　茯苓三錢
川斛三錢　杜仲三錢　腹皮錢半　白芍三錢　佛手一錢

史　經居三月有餘脘痞泛惡納減形寒惡聞食臭脈
　滑疾妊象也宜和肝胃
白芍　川斛　只殼　茯苓　陳皮
砂仁　蘇梗　杜仲　竹茹　茱皮水姜

陸　脘痛減穀經居已逾四月脈滑數妊娠之象宜和

妊娠

肝胃為法

白芍　只殼　新會皮　川斛　春砂仁　生姜

蘇梗　茯苓　陳姜皮　杜仲　川朴

診　風溫客鬱肝脾氣阻欬嗆口痛腹脹便溏脈濡小滑數經居兩月有餘姑先治標毋得下焦為穩

前胡　薄荷　橘皮　連翹　荊芥　薔薇露

桑葉　土貝　苡仁　牛蒡　橘紅

復　口痛漸退欬嗆頗甚肺金容或未楚而動輒則嘔經居兩月有餘肝脾不和也脈息小滑帶數姑以

疏降

蘇子　蔞皮　只殼　桑叶　茯苓　枇杷叶

前胡　象貝　砂仁　冬瓜子　橘紅

胎前

宋　病後元陰兩虧疫火內擾胎氣不和以致胃逆見嘔惡有蚘虫納穀式微舌质光紅神倦惰臻暮夜則語言不清大便結實頗暢小溲尚赤掌心灼熱脉形左弦细右寸関滑動不靜重按乏力懷麟病傷若虛延不復恐難固椄胎元有半產風波撥技

胎前

宜益陰養胃安胎佐清痰火之法　稻頭（代水）一兩　荷花露（過口）一兩

西洋參（水製）一錢　烏梅五分　乳霍斛三錢　川貝一錢　子芩炭五分　蒿子二錢

麥冬（元米炒）一錢　橘白七分　鮮竹瀝一兩　白芍一錢　硃茯神三錢

顧　妊娠七月手太陰司胎咳嗆氣逆此屬子嗽面浮

跗腫脈滑數而大姑先疏降勿致升塞為幸

紫菀　子芩　腹皮　茯苓

蘇子　只殼　川貝　水姜皮

蔣　伏邪晚發適值一病始起形寒热熾往來如瘧今

則熱熱不退乍盛乍衰煩悶無寐汗泄津津胸項

續佈㾦瘄未得透徹二便不宣脈象左手濡數不暢右部滑大口乾引飲舌苔膩黃根垢素體陰虧懷麟七月病前悲鬱肺肝氣機失達時涉深秋邪[illegible]圍清陽明深防熱陷動胎驟產之變勢頗涉險擬從陽明化達佐以安胎為正

葛根　豆豉　只殼　荊芥　蘇梗萊卜汁摩　佩蘭　苦桔

牛蒡　黑梔　竹茹　麥仁　赤苓　佛手

胎前

再診　㾦瘄較暢時時胃未通刻下黃汗表熱稍穩掌心更覺燔灼晝夜少寐寐醒時覺驚惕煩燥口乾不多

飲小溲短少脈象弦數左大舌苔根黃膩厚尖糙病經九日邪滯尚阻陰氣極虛因於悲哀之後不易遽達加之懷麟七月慮其化燥劫津熱陷動胎之變尚在險途務存津液化從陽明肺胃治療正

鮮霍斛丹 桑叶三 紫菀芋 竹茹芋 淡子芩芋 只殼八 薔薇露

（一同搗）淡豆豉三 枇杷叶四 牛蒡三 茯神三 全瓜蔞四 佛手芋 苦桔三

三診 表熱較和痦點大暢承漿旁淡佈漿痦昨宵稍得安寐舌苔滿佈糙黃小便多而大便未通刻診脈兩手滑數耳鳴心悸陰氣極虛邪滯達而未澈肝

胆厥陽升擾病經旬日勢未坦途揆再存陰化達

佐和胆胃以安胎元為正

鮮生地　前胡　牛蒡　子芩　竹茹　只殼　橘紅

（全據淡豆豉　紫菀　茯神　青蒿　辰茹　川貝　芦結

四診　病延十三日邪伏半表半裡溼熱痰滯互蒸痦疹

暢發大便自解未通身熱乍盛乍衰時欲氣升胸

悶難以言狀痰咳如膠舌苔糙根黃厚脈象滑數

左大躁煩少寐熱熾少陽陽明而喜飲熱湯想是

同氣相求之理也語言如狂即陽明伏熱之徵明

胎前

交兩旬頭邪勢出入樞機陰氣素虧所慮者正不克敵有内傷動胎之變按以和解苦泄存陰滌痰爲敎

頭少並加 淡子芩 羚羊角

柴胡（鱉血拌） 蔻仁 洋參 鮮生地 茯苓 知母 竹瀝（橘紅湯冲）

川連 川貝 鮮霍斛 豆豉（合搗） 蔻殼 佛手

五診 病涉兩旬陰氣極虧邪火益熾昨宵甚寐煩躁異常便阻溺少脈數於前右滑左弦舌苔糙黄尖絳氣機升逆不舒痞悶陸續透發欬痰不利若雨頗旬不解不特慮其墮胎又恐風動痙厥擬清營托

化痰宣肺氣佐清痰火法　珠粉　竹瀝

羚角　細生地　薏仁　知母　鮮霍斛　只殼

洋參　淡豆豉　麻仁　茯神　黑梔　橘葉

六診　晚發病經十九日，今黎明腑得頻通，然寐未暢，表熱就和，白痦佈密，已回大半，脈象細滑較數，舌赤化，伏邪已從外達矣，而餘邪留熱尚未清澈，正陰交虧，頭暈心悸，胃氣易逆，肝膽厥陽易擾，泛泛惡心，納穀式微，尚慮元不固，胎有驟產之虞，加慎調攝爲要。擬清養和化，以安胎元，候正。

胎前

參鬚五分　竹茹一錢　茯神三錢　白芍一錢　橘紅七分　孔霍斛

首烏四錢　左金丸八分　龍齒三錢　青皮三錢　黑梔一錢　料豆衣

七診　昨宵神安得寐，泛涎嘔惡俱平，脈來又通，頗暢，小便較利，舌苔淡黃，邊白，津液頗潤，脈形軟滑帶數，左細，氣怯懶言，白痦未得回淨，病涉兩旬，邪擾之餘，正氣受戕，胃未克旺，肝胆氣火易升，諸宜加慎，以冀日進康莊，擬扶養和中參入安胎法。

參鬚五分　竹茹一錢　川貝母三錢　姜渣五分（泡淡）　珠神三錢　橘紅七分

首烏三錢　沙參三錢　左金丸五分　龍齒四錢（硃拌）　白芍三錢　霍斛四錢

王

伏暑病發於秋半灼熱汗少頭脹胸悶泛惡舌苔膩黄脉息濡數不暢起經四月邪伏陽明累並少陽而懷妊五月深恐動胎半產不可泛視

料豆衣三 佩蘭葉一錢

豆豉 柴胡 只殻 竹茹 赤苓 佛手

黑梔 子芩 蘇梗 廣皮 荊芥

顧

產後

新產六朝氣陰交虛引動溼溫客熱盛寒不定瘀阻腹痛脘痞泛惡舌苔滑膩微黄脉軟數有汗不

產後

多緣虛邪實極易變端

荊芥　蘇梗　澤瀉　胡索　赤苓　陳皮

當歸　查炭　姜夏　藿梗　焦麯　益母艸

復　腹痛止而寒熱較和脈象軟數不靜產虛云辭耶

瘀未徹尚在危津

蒿梗　荊芥　樹附生　香附　查炭　姜皮

丹皮　當歸　澤蘭　通艸　茯苓

三診　脘痞不饑不便不渴病在胃也脈濡數重按乏力

產後邪戀表熱雖和變遷莫則　佛手

蔞皮　蘇更　桑葉　澤蘭　復花　茯苓

蔞皮　沈麯　丹皮　只殼　代赭　蔞達

陳　產後四旬營衛未復續感時邪伏於少陽為瘧終

入陽明連熱不解刻下表熱似和脈形濡軟而數

舌白口甜中脘作痛曾經汗後得暢姑宗景岳歸

柴法加味以和營化邪

歸身　茯苓　竹茹　只殼　蘇更　桑葉

柴胡　桂枝　春砂仁　沈香　赤芍　丹皮

復　產虛未復外感時氣寒熱後衛弱汗多營傷發渴

產後

渴飲過多水溼之邪漫無出路以致跗腫面浮口沒作甜脉耎數胃陽自虚溼熱未楚之勢防淹纏

桂枝 薤白 川斛 復花 代赭 丹皮 穀芽
白芍 佩蘭 茅根 半夏 麦仁 赤苓

陸 産後兩月營虚肝鬱中脘宿癖攻脹寒熱循環不已脉形细弦瘀露不净恐淹纏難複宗逍遥法加減

柴胡 白芍 香附 廣姜皮 蘇梗 佛手
歸身 茯苓 青皮 春砂仁 雞内金

金

産後營虛風襲形凛微熱往來已匝月矣體瘦頭

脹舌白脉弦數恐成風勞

秦艽錢半　銀柴胡五分　獨活一錢　歸身二錢　白薇錢半　桑枝五錢

必甲四錢　桂枝木三分　川芎一錢　荆芥一錢　陳皮一錢

復

病傷胃陰氣火升逆口糜不退舌苔不立脉形細

數勞神治宜毓陰斂火茲如胃陽亦虛脾運不健

得穀脘脹姑以酸甘化陰佐資生健運

炙草三分　五味七粒　乳霍斛四錢　紫石英三錢　青皮（醋炒）七分　沈香汁三分

白芍二錢　麥冬（去心）錢半　旋伏花錢半　雞內金（炙）二錢　佛手錢半　資生丸（絹包）五錢

産後

三診 形凜內熱通體痠楚表虚邪戀以致自汗稍鬆擬

和營疏表治

秦艽 桑葉 石決明 荊芥 木香

歸身 丹皮 鉤勾 白蒺藜 料豆衣

金 病後感温發熱熱甚則動胎半産脉細軟温邪雖

退而八脉交虚以致腰痠頭暈心悸淋露稀少防

增浮腫喘急姑與和營以調八脉

歸身 杞子 杜仲 白薇 棗仁 橘白

白芍 料豆衣 續斷 蒺藜 茯神 穀芽

殷　半產月餘瘀露不淨腰痠腹痛胃納減少脉形細
數肝脾腎三陰交虛先以和營化瘀
大生地　蘄艾　杜仲　白芍　查炭　蓮肉
歸身　茴香　阿膠　香附　浙苓　橘葉

復　產後營虛瘀露淋漓不斷據述色淡有如稀水少
腹痠墜脉仍細數從肝脾兩和宗逍遙大意
大生地炭　歸身　吳萸　杜仲　砂仁　茯苓　湖蓮
柴胡　白芍　青皮　續斷　香附　益母膏

陳　新產六朝氣血交虛風溫挾滯交蒸形凜灼熱汗

產後

洩頗多脉数瘀阻頭暈目乳深防熱胃變端

荆芥　归身　麦仁　只壳　查炭

白薇　白芍　焦丝　泽蘭　益坤丸

復　産甫七朝寒熱不解脘痞瘀阻舌苔膩黄脉形细

小而数氣血兩虧邪滞交阻極易傳變不可忽視

擬和解化瘀

桂枝　白薇　查炭　蘇梗　焦粬

（炒）黄芩　前胡　泽蘭　歸身　荆芥

陳　産后月餘營虚瘀阻左偏脇旁結塊攻痛腿足屈

伸不利營血往來如瀝脈弦數舌白滿佈伏邪痰阻互結防其蓄積癥瘕不可泛視

桂枝　米仁　桃仁　冬瓜子　木香　查炭

丹皮　歸尾　柴胡　江只殼　蘇梗　陳皮

史

產後

產後欬嗆淹纏半載似屬陰虛見端逐日續佈燗牙痛牙齒開合不利營血往來而欬勢反緩可知肺金必有伏邪與熱氣鬱互交蒸痰中帶紅肺絡暗傷不可忽視

前胡　防風　象貝　馬勃　荊芥　荷邊

藿梗　薄荷　牛蒡　杏仁　甘中黄

任　復　諸恙皆痊惟便泄仍存形凜腹痛脈細數得於半產未復仍慮泄怯

黨參　白术（炒）　白芍　桂枝　陳皮　茴香　棗仁

熟地　歸身　牡蠣　枸杞　木香　龍眼肉

徐　病自去年產後寒熱往來延今不愈詢之胎前先有寒熱不足月而產仍伏暑因產虛而邪戀脈細數欬嗆經阻盜汗勢恐涉怯

首烏　青蒿　白芍　陳皮　杞子　淮麦

党參　桂枝　續斷　川貝　煨姜　小紅棗

復　寒熱輕而欬嗆盜汗經阻依然始用外攘之邪
亦則內傷難復產後八脉空乏陰不勝陽舌苔光
紅脉細數仍慮涉怯

製洋參　青蒿子　桂枝　川貝　杞子　五味
製首烏　北沙參　白芍　杜仲　歸身　姜　棗

三診　連進和補寒熱止而餘症未平產虛八脉肝腎兩
傷而中運亦弱所以內穀易脹也擬養化法

洋參　姜　歸身[illegible]　山萸炭　杞子　川貝　阿膠

產後

大生地（砂仁末拌）炒　白芍　茯苓　淮小麥　杜仲　穀芽（煎湯代水）

四診　諸恙皆減，惟癸信不至，欬嗆頻頻，產後未復，揆以

丸劑緩調。

水泛歸脾丸二兩　二丸和勻，每早空腹服三錢。

調經益母丸二兩　米飲湯送下，先服半月。

五診（半月後來）　癸停鼻衄，倒經之象，欬嗆陣作，脈仍細數。病

起產後未復，八脈空乏，衝任氣機逆亂，以致

血菀於上，不克循經，應病也，理之亂易。

北沙參　阿膠（蛤粉炒）　白薇（炒）　歸身（炒）　紫石英（煅）　白花益母艸

製洋参 生地鹽水炒 丹皮酒炒 白芍炒 川貝母去心

六診 諸恙皆退惟鼻血時見癸信者黄舌不立苔陰虛未復氣火易於升逆所以衝脉不調也再以丸劑緩圖之

大補陰丸一兩 二丸和勻每日服三錢用鮮藕

調經益母丸一兩 肉[illegible]湯送下先服十日

癥瘕

周 倒經鼻衄後癸信不至將及半載中宮痞塊作脹脉象濡細舌白滿佈小便欠利此係肝脾營虛氣

癥瘕

滯積瘀內蓄恐其腹滿理之棘手

覆花 青葱管 歸身 白芍 車前 通草

新絳 四製香附 莪蒁 胡索 大黄䗪虫丸

徐

營虛氣滯肝脾不和脘腹時痛瘕塊攻逆癸水易

阻饋襍至趨往來脈形右手乾散左弦勢恐延臌

柴胡（醋炒） 白芍 香附 青麦 陳皮

歸身（小茴香拌炒） 洋參 茯苓 南查炭 宣坤丸

吳

肝陰素虧肝氣易阻胃脘當心作痛遍體腫脹左

脅瘕塊有攻逆之勢脈來小滑時兼泛惡經居三

月法當益頤

左金丸六分 砂仁五分 白芍酒炒錢 竹茹姜水炒錢 杜仲鹽水炒三錢 佛手錢

蘇梗錢 歸身錢 茴香五分 茯苓三錢 橘絡錢

馬

肝胃氣阻瘕塊攻脹作痛動則喘急易於惱怒此

木失條達之機也脉細滑帶弦先以疏肝宜降

蘇梗 雞內金 砂仁 茯苓 炒丹皮 野薔薇

香櫞 旋覆花 沈香 姜皮 代赭石

復

上升之氣自肝而出乘犯陽明以及太陰所以脘

脹腹膨也脉細弦不暢動則氣喘而逆去肝為將

癥瘕

軍之官喜柔惡剛擬用柔順宣達
生香附　沉香　旋覆　左金丸　雞内金　佛手
台烏药　柏仁　代赭　瓦楞子　水姜皮

衘
胃弱肝乘陽微濁結中脘之痛久不能止痞塊有時作逆脈細濇痛甚厥發深可慮也姑以通陽泄濁泄木和中
薤白　姜皮　九香虫　茯苓　桂枝　茴香　炙草
川楝　復花　新會皮　車前　白芍　半夏　姜渣

腸覃

戴

寒氣客於腸外與血相搏结為腸覃月事稀少以

時下腹微脹滿狀如懷子脈细濇理之棘手

肉桂　九香虫　杜仲　木香　茯苓　青皮

車前　甜桂枝　當归　延胡　川芎　帶皮姜

復　腸覃腹脹狀如懷子脈濇弦月事稀少而紫黑

二便不暢舌苔微白而膩不但氣分為病並有瘀

阻最難理治宗旨導下法佐宣氣分

製軍　丹皮　全歸　烏藥　延胡　青皮　製香附

肉桂　桃仁　木香　復花　川芎　蒌皮　青葱管

腸覃

三診 進宣氣導下法腹脹已鬆據述痢下如膠刻診脈

右數左部不調頭頂掣痛倏爾寒熱營分極虛〻

陽升越深防厥脫風波勉擬方

党參 生地炭 牡蠣 龍齒 棗仁 白芍

洋參 枸杞子 歸身 木香 茯苓 蒺藜

四診 刻診右脈濡小數促左脈沈細形色得皖形寒身

熱往來左偏頭巔掣痛咳痰氣逆營衛並虧新邪

襲肺肝陽升擾仍屬虛證勉擬方

首烏 桂枝 蘇子 杞子炭 鉤藤 煨老姜

歸身　紫菀　杏仁　蒺藜　橘紅　小紅棗

蔡

熱入血室

秋杪伏邪挾風挾滯身熱發甚胸悶著汗便阻溺少舌苔中心膩黃邊白脉象濡數不暢有經八日邪未外達直逢經至即止深恐熱陷血室不可冒風就診

豆豉　柴胡　只殼　荊芥　沈香曲　赤苓

黑梔　鬱金　全瓜蔞　陳皮　川楝　佛手

幼科禖症

某

先後兩天不足腸紅頸下肝脾交傷胃氣不醒肺

熱入血室　幼科禖症

金失養此欬嗆厭穀形瘦萎黄腹内熱之所由來
也脉形细數童怯之象夏令恐難调理　十大功劳
党参　扁豆壳　青蒿子　炒白芍　川貝　丹皮
冬术炭　懷山药　雞内金　茯皮苓　砂仁　南棗

復

内熱較减納穀稍增便行不實時有氣嗆嘗患腸
红肝脾兩傷以致血不華色土不生金舌浮黄脉
细數交夏勿致生波爲幸擬调養脾胃佐以和陰
斂熱

資生丸　青蒿子　丹皮　砂仁　炮姜　紅棗

白薇　川貝　白芍　木瓜　穀芽　十大功勞

龔　陰虧內熱形瘦氣嗆聲低音怯

青蒿　桑皮　茯苓　白薇　海石

鱉甲　川貝　橘紅　川斛

凌　內熱稍清陰虧脾弱形瘦色萎氣嗆仍作姑從脾肺兩調

半粬　桑皮　雞內金　沙參　米仁　棗

山藥　茯苓　川石斛　川貝　橘紅

曹　日晡寒熱往來得於病後是伏邪病傷肝脾營衛

脘腹膨脹肢小元弱腹滿泄瀉

幼科襍症

柴胡 草果 木香 焦楂 雞金 水姜
半夏 青皮 砂仁 茯苓 腹皮 紅棗

周 稚齡伏邪疫食交阻身熱自日時盛時衰曾厥逆
一次汗泄不多質小極易生驚不可忽視
鱉甲 橘紅 益元散 黑梔 焦楂 枳殼
竹茹 萊子 連翹 丹皮 赤苓 荷花露

張 溫熱挾滯挾風灼熱五日不解便溏腹痛推按潰
小兒先天不足防熱甚生驚陡然厥變 佩蘭錢半
豆豉三錢 枳殼一錢 神粬三錢 桑葉錢半 牛蒡錢半

葛根八分 蔻子五分 查炭三錢 赤苓三錢 橘紅一錢

呂 暑毒痢後脾胃氣陰大傷形肉削奪納減煩躁不時寒熱脈小弦有越波

洋參 茯苓 扁豆殼 麦仁 白芍 伏龍肝

冬术 半粬 煨肉果 木瓜 霍斛

許 面部遊風茵瘡癮疹風痱脉小數微有表熱脈小深防喘變

荆芥 蟬衣 丹皮 防風 只殼 荷葉

牛蒡 赤芍 葛根 查炭 陈皮

幼科瘄症

疳積

潘

疳積腹膨目視畏光稚齡最難除根而溼火挾痰痺從左臂脘外側續佈流注膿洩清稀元弱可知防再攻竄

生芪皮　胡黃連　番芍　茯苓　甘草
當歸身　雞內金　腹皮　丹皮　嫩桑枝

復

左臂脘流注膿洩清稀續增手背漫腫且勢又張竄亂頭穉齡疳積先天不足之體虛痰入絡膚灼形瘦最難收口

生首烏　赤芍　橘紅　茯苓　土貝母

西綿芪　歸身　桑皮　新絳　丹皮

三診　流注潰孔深遠左手背漫腫不退先天不足色脉

交虧非補託不可

洋參　歸身　橘紅　茯苓　遠志炭

綿芪　土貝　艸節　山药　首烏藤

四診　流注潰孔猶深膿水清稀手背腫勢稍退脉虛數

再主補託化毒

党參　首烏　歸身　土貝　艸節　生熟穀芽各五

疳積

綿芪　遠志　橘紅　茯苓　銀花炭

五診　先天不足，痞積腹膨，左臂流注，潰後膿水淋多，元氣更虧，兩目陡起内障，恐難復明，又慮疊波變端，再當培本補托

党參　芪皮　蒺藜　橘紅　茯苓　夜明砂

熟地　杞子　歸身　竹節

六診　流注膿積稠厚，兩目羞明淚下，頻多，質小本虧，恐難支持，純補不可　穀芽

党參　杞子　生芪　潼蒺藜　竹節　茯苓

大生地砂仁拌　甘菊　歸身炒　密蒙花絹包　川斛　橘紅

七診　右目已盲，左眼羞明畏光，流注潰孔尚深，膿水仍稀，色㿠形瘦，大便不實，腹膨痞積，原非任重元陰日耗，雖望收功也，補托之中佐以血肉温養。

黨參　河車甘草湯洗，錢　甘菊　蒺藜　砂仁五分　歸身土炒，錢

綿芪　五味炙炭，九粒　杞子　山藥炒黃，錢　小茴香叁分　木香五分

神麯四　穀芽

八診　前進補托，佐血肉有情，流注潰孔稍斂，餘症如前，仍恐不勝任耳，胃納減少，臟腑雖授，再從前意出

痞積

杞菊地黄丸（絹包）入

党參　河車　潼蒺藜（鹽水炒）　茯苓　五穀虫

陳皮　歸身（茴香炒）　木香　半粒　雌雞肝一具（生者漂淨全煎）

九診　疳積目盲藥難見效速進補劑流注潰孔雖漸平

鼓脹如便溏減穀脾失健運胃乏資生腹小病情

究此誠難了局耳

党參　陳皮　歸身　杞子　蒺藜　茯苓

冬术　木香　白芍　甘菊　五味炭　生草

十診　肝脾腎三經皆一不充總由先天不足疳積根深

右目已盲左目內障不化便溏不爽溺注尚未收斂脈息細弦當夏將至防蠱脹變端

雞肝

党參　石決明　白芍　五味炭　茯苓　五穀虫

焦冬术　枸杞　蒺藜　山藥　生艸　焦粬

金　飲食失調肝脾不和腹膨作痛有時便溏形瘦內熱脈弦遲延疳積一切生冷難化之物宜忌

雞金　白术炭　五穀虫　白薇　查炭　焦粬

乾蟾　使君子　大腹皮　茯苓　青皮　水蒿

鄭　稚齡數乳肝脾兩虧更感暑風寒熱往來形瘦腹

疳積〻

膨脹延癖積

柴胡　腹皮　乾蟾　防風　橘紅

雞金　青皮　麦仁　赤苓　益元散

陳　煩躁善啼目濇難開癖積根深盲發挾虛

胡黃連　牡蠣　雞金　冬术　茯苓　夜明沙

銀柴胡　石決明　甘菊　白芍　木香　桑麻丸

沈　胎毒內蘊感冒新風以致腹膨臍突灼熱不退臍

風已成理之棘手

防風　只殼　陳皮　川朴　澤瀉

蘇葉 杏仁 鈎勾 天虫 生艸

周 寒熱往來兩月起障腹膨筋露此稱瘧痞積之根

須擇專科調理

銀柴胡 雞金 腹皮 茯苓 石決明 桑麻丸

胡黃連 丹皮 麥仁 甘菊 夜明沙

復 腹膨較減目障未消寒熱往來痞積堪虞

青蒿 胡連 腹皮 茯苓 密蒙花

鱉甲 雞金 石決明 丹皮 桑麻丸

鷺鳳

鷺鳳

吴

胎瘧久纏脾腎虛寒目竄神呆嘔吐不食大便頻溏形色皖白內風旋動此慢驚重症也恐其角弓反張厥脫之變勉擬方

熟地（炒松）五錢　肉桂（剉細）二分　山藥三錢　丹皮三錢　於朮三錢　炙草四分

製川朴四分　萸肉一錢　茯苓三錢　澤瀉錢半　枸杞三錢

許

風癇痙厥屢次舉發由於少腹中受驚所致熄風化痰之湯劑不過取效一時最難除根姑用丸劑調之

河車大造丸三兩　二九和勻　每早鹽湯送下

竹瀝達痰丸五錢　且服半月再商

見疰辰門

高　疰夏

陰虧内熱不禁夏令發越納減形瘦每晨鼻衄頻
來脈小數稚年疰夏見端法宜清養

麥冬　胡連　丹皮　川斛　桑皮
杞子　蒿子　黑梔　扁豆　藕花露

頓嗽

汪　風温頓嗽肺病也腹脹形瘦肝脾不和所致恐其
絡傷見紅又慮疳積兩顧之

疰夏　頓嗽

桑皮　冬瓜子　雞金　乾蟾　橘紅

川貝　青竹茹　腹皮　茯苓　生西瓜子（連壳敲合煎）

顧　春間感冒風溫逗戀肺胃入夏以來傳為頓嗽口

舌佈痦形瘦内熱不易速痊者

桑皮　葶藶　象貝　橘紅　冬瓜子　野薔薇露

防風　赤芍　海石　茯苓　青竹茹

幼科外症

趙　胎火濕癩發於兩胯極易滋蔓現襟傷風治宜苗

彤

桑葉　赤芍　丹皮　生草　防風　忍冬藤

杏仁　牛膝　萆薢　澤瀉　赤苓

金　胎火深蘊，發為七竅猴疳，滿口糜腐，不能哺乳，襁褓赤子，恐難勝任。

犀角二分　牛黃三分　桑皮一錢　連翹一錢　化毒丹一粒

生軍五分　人中白三分　桔梗一錢

戴　胎火遏鬱，上乘太陽之經，耳後連腦，發為胎毒遊風，腋赤作腫，稍稍灼熱，勢防滋蔓，襁褓赤子，不可忽視。

幼科外症

羚羊角　丹皮　土貝　荆芥　甘草

桑葉　連翹　赤芍　白菊　化毒丹（研細沖）兩粒

施　左項痘毒風疫漸赤高腫漫蒸欲熱潰期不遠宜

疏托並進

防風　歸頭　土貝　赤芍　草節　忍冬藤

茂皮　角針　天虫　桔梗　菉豆殼

復　痘毒風疫雖潰餘毒未淨留於肺胃之間欬嗆涕

濃昨夜發熱須慎風忌口再主疏托法

羚角　連翹　花粉　赤芍　菉豆殼

芪皮　桑皮　丹皮　生草　忍冬藤

三診　痘後元弱，腠疏動輒易汗，然餘火未清，左頂風痰潰而未斂，欬嗆涕濃，當以固表清裡

防風　羚角　土貝　甘草　綠豆衣　赤芍

生芪　山梔　連翹　花粉　夏枯頭

四診　痘毒風痰已得斂平，欬嗆涕濃，脉數不靜，肺經尚有餘火，宜清不宜補

羚角　黑梔　赤芍　橘紅　象貝

丹皮　連翹　桔梗　海石　穀芽

五診 風疹已斂，左食指續發疔瘡，總由疹後餘火化毒，

再主清泄為主。

羚角 赤芍 連翹 橘紅 忍冬藤

地丁 土貝 甘草 鮮菊葉

六診 左食指疔毒蛇背疔蒸膿未暢，脉弦數，便溏泄，宜

清化佐和中法。

藿梗 地丁 連翹 半麯 綠豆衣

丹皮 土貝 茯苓 橘紅 甘艸

徐 胎火濕熱乘少陽之絡，發為膿耳，兼癩，極易滋蔓

羚角　丹皮　白菊　赤芍　連翹

川連　黄柏　黑梔　桔梗　橘紅

羅　左臂疽毒流注漫腫形堅色白不變據述佈痘時

屢經泄瀉脾營暗虧以致鍊漿不足毒火挾痰瘀

繼潰後症宜小心

蘇梗　當歸　橘紅　茯苓　緑豆衣

綿芪　土貝　半夏　赤芍　桑枝

復　右臂疽毒流注雖色不變而捫之灼熱漫腫形堅

大勢難消元陰兩虧何堪勝任

幼科外症

首烏　生芪　蜂房　土貝　桑枝　綠豆衣

冬术　當歸　生草　橘紅　茯苓　黃鶴子藤

張　先天不足孱疲入絡左手中指僵節腫起經二月

堅腫色白不變病在本原成損俱遲之症也

首烏　歸身　橘紅　生草　絲瓜絡

芥子　茯苓　南星　半夏　桑枝

王　暑溼化毒挾痰痺絡徧體流注收成不一孩孫質

小恐難勝任撲漫解法　　青靈丸

防風　連翹　草節　滑石　土貝　橘紅

歸尾　赤芍　牛膝　藿香　荆芥　桑枝

周　風温襲擊陽明之絡發為上唇風以致陡然掀腫
惟恐增重姑先清洩

羚羊角　桑葉　連翹　土貝　生草
牛蒡　丹皮　桔梗　赤芍　茅根

楊　傾跌之後敗瘀流絡復感寒風背部結癰延日右
胯結腫壯熱發汗膚小恐難勝任

防風　天虫　赤芍　橘紅　牛蒡
歸頭　土貝　桔梗　甘艸　萊卜汁

幼科外症

梅　胎火發瘡臂腿爲甚兼有黄水另恐蔴蔓

細地　丹皮　茯苓皮　赤芍

川連　草節　牛膝　黑梔

洗方　五倍子　黄柏　枯礬

蛇床子　銀花　甘草

耳

徐　兩耳蟬鳴甚致失聰兹瘡流涕此係外感暑風襲

鬱肺經痰氣并動肝火乘機上擾也宜疏風降肺

佐清肝火　枇杷葉

白前胡　桑白皮　姜皮　丹皮　冬瓜子

荆芥穗　旋伏花　黑栀　石决明　杏仁

傅　阴虧體質風熱入絡致右耳竅抽痛脉弦数擬從少

陽疏降

桑葉　荆芥穗　製蚕　牛蒡子　粉甘草

丹皮　蒺藜　防風　橘紅　荷邊

程　陰虧體質風邪湿熱襲擊少陽之絡致右耳抽掣

作痛脉象小数弦滑成膿耳

荆芥　柴胡　霜桑葉　牛蒡子　淡黄芩

耳

防風　甘草　炒丹皮　黑梔　甘菊花

唐　右耳朦不淨左耳竅作脹牙齦開合不利脉濡數此

陽明經火未清續感新風為患也今宜疏解法

荊芥　炒牛蒡　連翹　黑梔　芝蒺藜

防風　薄荷頭　丹皮　沙參　白菊花

程　左朦耳不透續增耳癩勢將淹纏左乳房結癰腫痛

頃朦亦不暢寒熱往來脉象細弦而數風邪經熱

交蒸少陽陽明也不易速效

柴胡　白蒺藜　炒赤芍　荊芥　生甘草

淡芩　炒丹皮　夏枯花　桑叶

洗净方　川楝肉　白菊花　淡黄芩　生甘草
川黄柏　枯白矾　五倍子

复

耳癞乳痈肿痛俱减，寒热已解，而汗泄频频，脉细

敛阴药而泻火未清也，拟丸剂缓调

知柏八味丸　方　每早空腹服二钱　开水送下

水泛资生丸　方　每夜临卧服二钱　先服十日

蔡

肝火风邪循乘少阳之络，为左耳窍肿痛附成脓

耳脓左弦右濡数，舌苔糙黄，宜清泄疏解法

羚角　丹皮　黑栀　生草　炒赤芍　夏枯头

耳

桑葉　柴胡　連翹　防風　甘菊花

復　據脈弦數弦爲肝病數主乎熱耳竅流膿不淨有

時暈再當清泄爲主

石決明　丹皮　茯苓　赤芍　桑葉　蒺藜

羚羊角　白蒺藜　黑梔　生草　茯苓　荷梗頭

衛　尊年上實下虛中運乖和不時眩暈肝陽化風升

擾爲左耳竅溺水牙齦不利飯米得穀不舒脈細

軟舌苔糙白先以和中運脾　炒香穀芽

土炒黨參　江只殼　石決明　焦半麯　焦麥仁

甜冬术　縮砂仁　甘菊花　炒黑丹皮　鈎勾

鼻衄

吴　頻嗽瘖纏又值病後終損見紅肺陰已傷而肺熱不靜以致鼻衄頻來也宗喻氏加減

北沙參　炙桑皮　知母　枇杷葉　海石　竹二青

生石羔　川貝　杏仁　黑梔　復花

馮　陰不涵陽陽升鼻衄甚則盈盞脉象右滑數大左弦細陽浮氣火不降宗景岳復方治之

犀角　知母　丹皮炭　旱蓮草

鼻衄

陳

大生地　牛膝　黄柏炭　龜腹版

陽升鼻衄不時舉發由於陰不涵陽氣火易逆以致胸脘痞悶脈絃數姑以攝陰潛降佐以涼血

生地炭　犀角　茯苓皮　牛膝炭　側柏炭

龜腹版　粉丹皮　石決明　黑梔　白茅根　寶珠山茶

孔

體質陰虧陽升鼻衄脈濡頭脹風熱並阻治宜兩顧

桑葉　羚角　料豆衣　蒺藜　旱蓮草

丹皮　石決明　黑山梔　女貞子　白茅根

鼻淵

項　膽移熱與腦，為辛頞鼻淵，鬥涕下，頭暈抽掣，脉象弦數帶滑，素患疲嗽，肺失清肅，治宜兼顧。

白辛夷　桑葉　薄荷頭　黑梔　藿梗　橘紅炙

蒼耳子　丹皮　香白芷　紫菀　蒺藜　鈎勾

復　脏暈已減，鼻淵未止，續涕帶血，胆肺鬱熱未楚，脉絃濡數，挾溼交蒸也，再主清化。

白辛夷　桑葉　蒼耳子　連翹　茯苓　茅根

黑山梔　丹皮丁　香白芷　橘紅炙　生草

鼻淵

宣　膽移熱於腦則為辛頞鼻淵者涕下不止也脉滑數最難除根

白辛夷一錢　香白芷八分　淡芩錢半　黑梔一錢　桑葉一錢

蒼耳子三錢　薄荷梗八分　丹皮一錢　鮮藿香一錢　青竹茹一錢

牙

陸　瘡後餘熱逗留陽明齦腫起腐牙縫滲血兩手脉弦滑俱數少陰不足之體宗景岳玉女煎加減

鮮生地　牛膝　黑梔　丹皮　人中黃

生石羔　知母　蒿梗　淡芩　野薔薇露

復　牙縫滲血較減，齦腐未脫，左寸關脈獨仍滑大，右弦數，陽明餘熱未楚，肝火易乘，以致頻頻淫惡也，治宜兼顧

花粉　竹茹　左金丸　黑梔　炒丹皮
蘆根　廣皮（炙）　旱蓮草　赤芍　野薔薇露

然　外風引動內風，挾陽明之火，乘擾陽明之絡，為右偏牙痛，牽引頭角，脈形浮滑，素患痺痛，營血內虧，宜甘涼泄化

生石羔　桑葉　荊芥炭　鉤鉤　花粉　茅根

牙

細生地　丹皮　蒺藜　黑梔　黃甘菊

邵　右偏牙痛〻引頭角咽困起將匝月左脉弦數舌苔膩黃風邪挾溼火上蒸也法宜疏解佐以清洩

荊芥穗　生石羔　丹皮　僵蚕　黑梔　鈎勾

羌獨活　炒牛蒡　淡芩　赤芍　蒺藜

汪　右　風溫〻〻鬱牙齦腫痛并有身熱防成牙癰

薄荷頭　僵蚕　荊芥　桔梗　馬勃　茅根

炒牛蒡　玉貝　防風　赤芍　甘草

柳　幼　牙癰內外俱腫乃風溫時邪襲鬱少陽〻明黃發

牙痛勢防穿腮

柴胡 牛蒡 土貝 桔梗 連翹 茅根

薄荷梗 荊芥 赤芍 生草 製蠶

袁左 少陰不足陽明有餘牙癰頻發延久成漏不時腫

潰口穢脈息左細數右弦滑宜宗景岳法參入丹

溪大補陰

大熟地 知母 寬麥冬 女貞子 生草 野薔薇露

生石羔 川柏 牛膝 元武版 炒丹皮

蔡 少陰不足陽明有餘牙衄不止盈盆盈盞甚則漱

牙

塊脉右濡數左弦滑姑宗玉女煎大意參入潛陽

大熟地　金石斛　旱蓮草　元武版　牛膝炭

肥知母　寬麥冬　石決明　丹皮炭

咽喉

曹　經阻腹彭肝脾不和更感新風咽痛頭脹始先疏

解洩化

荊芥　炙苏梗　腹皮　青皮　白茯苓

牛蒡　縮砂仁　只壳　陳皮炙　佛手英

石　悲傷悒鬱氣火升騰咽喉痺痛脉象細滑而數恐

成喉痺

石决明　霜桑葉　黑梔　云神　飛青黛　北秫米

洋元參　炒丹皮　竹茹　白芍　連翹　夜交藤

復　按脉右弦滑數左弦細滑主乎痰數爲火鬱弦細屬肝氣失達此咽喉痺痛之所由來也宜開懷怡悅在藥餌之先　灯心

旋覆花　桑葉　元參　石决明　黑梔　竹茹

瓜蔞皮　丹皮　海浮石　生草　香附　川貝

某　産後五旬陰分自虧音閃咽痛紅絲微腫若成喉

痺藥力雖治今按脉滑數形浮灼熱咳痰見紅點

溢外感風溫宜辛涼治用輕可去實法

蜜炙麻黃　大力子　桔梗　元參　丹皮炭　枇杷葉露

蜜炙兜鈴　千張紙　象貝　荊芥　甘草

復　音閃微揚咳嗆陣作風溫外達之象咽痛口乾脉

數不聲肺金尚失清肅擬辛解佐化

前胡　馬兜鈴　桔梗　青貝　冬瓜子　荊芥

牛蒡　桑白皮　生草　炙紫菀　杏仁　枇杷葉露

王　陰虧於下火炎於上上騰腫腐起經一載迭日續

感風溫腐勢尤甚痛引耳竅脉弦數恐其生管成

漏

細生地 丹皮 吉梗 赤芍 净連翹

桑葉 竹茹 荊芥 土貝 野薔薇露

復 上腭腫腐不減脉數不净陰虧之體風溫未厭仍

慮生管延漏

牛蒡 土貝 甘草炭 桑葉 前胡

元參 赤芍 吉梗 丹皮 野薔薇露

三診 上腭腫勢較減腐孔稍深牙鼓耳竅引痛不已陰

咽喉

虧火旺風温鴟尚熾最難收斂者

羚角　丹皮　土貝　連翹　甘草　黄　石決明

桑葉　元參　赤芍　蔴蕤　青梗　梅花點舌丹

四診　脉來左濡細右弦滑上膈脹勢漸平而嘈雜漸血

少陰不足嘗照前舒宗景岳法

細生地　肥知母　甘草黄　丹皮　青梗

生石羔　旱蓮草　石決明　元參　梅花點舌丹

五診　進景岳法上膈嘈雜較平滲血亦止而舌辛不利

腹痛便溏便脾臟有鬱内風易動右脉弦象未和

姑與和中熄風和化法

土炒冬朮　生廣皮　甘杞黄　鈎勾　煨木香

羚羊角　黑丹皮　石决明　製半夏　象貝母

六診　連進和中和化熄風之法上腭腫勢已退潰孔尤

深便仍溏洩脉滑帶弦所慮淹纏生管宗歸脾法

加減

目

楊　肺肝鬱熱未楚中焦氣滞失宜目視模糊鼻塞欬

嗆而脘腹有時脹悶治宜肅肺　寬中疏化

目

羚角　甘菊炭　杏仁　丹皮　只殼　焦米仁

桑皮　蒺藜　紫葳花　神曲　穞豆仁　蔓荆子

陳　夏秋吸受暑邪而或處風頭巔胸腹氣痛目赤淚

多形神煩躁肌瘦骨立理之棘手者　小紅棗

桑葉　黄甘菊　白芍　赤苓　甜冬术

夜明砂　雞内金　腹皮　防風　廣木香

岑　目疾發不除之於肝肝火有餘德房陰之不足古

項續增瘧串脈形細弦病此極端死旦夕不圖也

羚角　首烏　大生地　膠河蒸　丹皮　石決明

蒺藜　鱉甲（炙）　黄甘菊　淡昆布　夏枯頭　牡蠣

汪　幼　隆冬診

目疾由於痧後此風温之邪未撤迩日復感秋風
引致氣輪發長光益有星點脉細弦不暢治先辛
散勿生翳刺障為妙　歸尾

荆芥　全蟬衣　杏仁　穀精珠　桑葉
防風　蒺藜　草決明　黄甘菊　赤芍

復　目赤未退右睛起星亦未得消脉細弦風温附邪
鬱於肺肝再從前意增損

牛蒡　蔓荆子　桔梗　穀精珠　丹皮　枇杷叶（炒焦）

目

荆芥　杏仁　草决明　桑葉　蒺藜

三診　右目紅絲已退，黑珠星點未消，脉细，舌紅苔黄，

肝火乘肺，擬清化法

夏枯頭　桑葉　炒赤芍　羚角　黄甘菊

石决明　丹皮　穀精珠　蒺藜　黑梔

四診　黑珠星點不净，肢臂續佈水痘，痛痒兼作，肝火風

熱未平，擬清泄佐辛散法

羚角　牛蒡　丹皮　黑梔　黄甘菊

荆芥　赤芍　金蟬衣　穀精珠　蒺藜

五診 春間 肺肝鬱熱偶觸風邪則目疾復發羞濇畏光脈
細弦白睛發赤防續起星翳務兩清肺肝佐以
熄風

羚羊角　荊芥　歸尾　桑葉　黑梔　草決明
龍胆草　夕利　連翹　丹皮　黃甘菊

徐　風邪鬱化溼熱鬱蒸以致目赤不退黑珠起星脈
小數宜下奪清化法　清寧丸

川連　桑葉　蔓荊子　生香附　杏仁
黃芩　丹皮　穀精珠　白蔻仁　夕利
目

復　前法似直宜加减䕶之

白蔻仁

炒參軍　歸尾　桑葉　金蟬衣　穀精珠

小川連　生䓍术　丹皮　赤芍　淡芩

龍砂醫案一卷王氏醫案一卷

〔清〕姜大鏞著 〔清〕王旭高著

清抄本

龍砂醫案一卷王氏醫案一卷

本書爲中醫醫案著作。姜大鏞（一七四〇—一八一四），字治夫，號鴻如，監生，善醫、工詩。華士姜氏醫學傳承九世，歷經兩百餘年長盛不衰，是江陰龍山、砂山地區形成的龍砂醫學流脉的代表。姜氏從二世姜禮、三世姜宗嶽、四世姜健到五世姜大鏞世醫，『名噪大江南北，數百里間求治者，踵相接』（清代孔廣居《天叙姜公傳》）。本書即輯録其内科臨床醫案一百零二則。首叙症狀、舌脉表現，後論病機變化，再立治療大法、處方用藥，部分藥物的炮製用法亦有所叙述。附王旭高（清代醫家，名泰林，以字行）醫案，共分爲八門，載録病例三十八則，多爲咳嗽、痰飲、肝氣、肝火等内科病證。

龍砂醫案

龍砂醫案　　　　姜鴻如著

胸中濕痰若太息，飲清何艱於從，精濁陰類叙于我疾，飲積久溢於絡間，痺阻經中氣血，此即痛則不通之理。況脈來右滑左平，與所病有間，離照當空，陰霾必散。宗仲景瀉通宣陽，辛氣入經，此為法。

全瓜蔞（打）二个　薤白（三錢）　茯苓　桂枝（八分）　白酒（冲入少許）

淋症便痛者病在溺道，不痛者病在精道矣。脈六至八，溺痛無疑。經云腎主閉藏而主司津液，尚充，直達精竅，時收與太過甚與。

大熟地　敗龜板　鎖陽　鹿角霜　歸身　菟絲子

肉蓯蓉 黃柏 白芍 建蓮 山萸 虎潛丸方

先投金佛外湯 次投人參連理湯

平素腿單股冷中氣本為不足今因怒而病多患八日不飢

舌絳津乾惡人與火脈來左細右消坐按之密以乾不飢

飲冷大便曾經溏泄夫胃主降脾主升仲景以太陰病

為腹滿而痛自利不渴之病必畏日月光土喜愛陰之久

生痰上逆所患下稍則便泄患則刼津焚液泄則虛甚

裡氣由表邪起况然新邪引附舊邪於津下趨非所宜

惟有理中一法遵此合病肯綮

人參 七 枳實 七 茯苓 切 橘紅 刁 真茅朮 七

左脉俱已弦硬右脉較緩舌边津液稍復口渴漸溫
有頭暈少頃之象頭頂獨熱痞滿惡心得嘔則
痞更甚可知濁氣不降胃氣困厄當用升降陰陽
法
人參一　薑汁炒川連八分　半夏一　茯苓三　以上合煎　枳實一
竹茹一　薑汁炒生姜一片　老枇杷葉一　二片
又　人參　阿膠　羚羊角　雞子黃　鮮菊葉
偶寒發頭痛每作痛此時退少頃痛疾環方為和
化已渡今脾漫色白苔痞痛之甚口乾獨渴時常惡心
所現是平肉些似然清散漸衰但不應手如脾胃

宜温之培之

人參錢 茯苓三 白术錢 角針不 肉桂少 白芍錢

益智仁錢

左脈弦滑上盛致掌心博熱而筋惕肉瞤夏季爲甚

此下虚亦寒肝風乘内鼓恐蹈中厥之虞上盛下虚

爲厥巔疾迷心袭肝陰損腎虧且反大盲

紫石英 茯神 阿膠 桂圓肉 大胡麻 紫衣胡桃

蓋前患勞虚損痹以施白帶諸欵沒參劑少用洪年遂患

診得右脈稍平右關前濇弦雖見肝旺之象然脾

胃氣亂之氣與乾健之常俱未來復故霸恙未得全

驅之凡病發於藥無以氣味見效者謂辛化湯恰是此
意做此法
泡淡干姜六分　生白术四錢　橘紅四分　桂枝八分　茯苓四錢　白蔻仁
脉實入營氣肺氣虛卑濫土加以飲濕泛濫中
原受戕并注腸下為患懸飲寒飲此病之接述
踐痰嘔飲削不食稍小便難此氣為陰邪錮蔽宗
仲景旋法陰當治
桂枝八分　乾姜八分　白芥子五分　細辛八分　以姜竹六分　生白术四錢　茯苓五錢
白芍四錢　姜汁五匙　竹瀝一兩
肝性本疏胃宜宣達氣機阻抑繼遂不和病斯作矣

接述病去戕傷山胃土為木所乘失和之象癒時念久經作診閱氣血日傷食減不能下咽有非苦降佐導失司益致陰枯當法有閱柽之寔據劑偏當下劑偏陰作与生病相背光從抑胃肝和胃不陽氣血作導引為高參藥調理可也

皮一（以桂炒斷下）延胡一 梔仁一 茯苓一 金鈴肉（須炒）一 橘子仁二 鈎二 白 米蒺藜等 紫蘇梗汁下 大紅獨炒二

胃氣以下行為順今肝藏橫逆猶當固補以緩氣機壅塞當不逆而流利陰不得循度肉守食不能進則不熱寐日夜少許神乏精消索甚矣概攻病過此徒損

胃陽病勢愈熾，蓋藥乃草木無情，能無返九還之妙。

鄙見當悅情攝練之性，導之和之，使積慮蠲去為妙。

如大氣治所原因地制宜能強法也。

茯苓三錢　川貝母一錢　杏仁三錢　蘇子一錢　柏子仁一錢　香附一錢

橘紅八分　降香八分　枇杷葉貳片

痛所喜倚嘉樹綠蔭氣來之大便仍閉隱隱氣吞酸逆

由肝膽之木來乘胃土，胃係陽明之脈，主束筋骨

以利機關，氣血日衰，機竅日阻，不能遂其流利之性，所以

左支右撐，俱不爽適，要當降下，又恐礙胃，當取氣味

之輕靈者

歸鬚一錢 栢子仁三錢 小茴香二錢 松子仁三錢 茯苓一錢 巴戟肉一錢

天冬二錢 沉香汁半杯 另阿魏丸腐衣包送三錢 淡湯嚼好棗肉二枚

兩胷乃真陽所寓，而背部亦陽氣遊行之處，陰濁既乏痺當

亦閉，氣非分候間如嘈沖擊而通背乃痛引而至如葉咯氣

血之傷也，投辛潤稍效，可知緩攻之劑然之，況宜大便艱者

必半硫丸為妙，須蘇郡雷允上者可用，姑擬辛香潤

上苦降導下，暫擬投一劑再議。

川貝一錢 郁李仁二錢 蔞子二錢 冬葵子二錢 麻仁一錢 杏仁三錢

丁香七厘 香附二錢 枇杷葉

素有哮痰，是肺病也，惕下僅痛，澗勞瀉精，溺淡溲

如墜溺難忍之狀，脈來弦數，似乎陰虧，實為衰也。飲食較前不若甘美，中陽之不足更顯矣。宜八味丸加減，氣味通調之理，亦須緩視。

川熟附子一錢　牡蠣生　茯苓一錢　苡米仁三錢　山藥　於朮

兔絲子三錢　車前子二錢

丸方　生精羊肉十四斤　切薄片　淡酒熬爛　搗去油

於朮　砂仁　淡蓯蓉　天冬　牛七　炙綿芪

歸身　山藥　杞子　兔絲餅

右藥共為末，即以羊肉丸打丸，稍加肉桂末，早晚開水送下。

脈數右弦，素體畏寒，六月以來寒熱不已，胸膈肚臍傍心痛

甚於痧脹，經所謂從外顯然者，昭中虛易怒陽升，病久累及

奇經八脈失護，督通背脊，陽佐以調平肝氣。

鹿茸（生角）一具　黑附子錢　當歸一錢　阿膠（蛤粉炒）一錢　白芍二錢　玉金一錢　熟地（砂仁拌）炒四錢

[illegible]蓯肉錢　雲苓二錢　丹皮錢

右藥共為細末，煉蜜為丸，如桐子大，每早（送下用開水）

脈沉弦，弦浮按，按緊，乃坎中，中陽上循肝(?)，肝收斂，斂

所益非柳，柳則念熾，益不熄，熄太不受，於是所治內蒸

擬方以清泄兼作丸料，而攝陽藥

淨萬桂錢　大熟地八錢　山萸肉一錢　淮山藥一錢　茯苓二錢　丹皮二錢

澤瀉錢　龜板搗錢　煉石[illegible]

六脉虛弦無力，不獨氣血並虛，元陽無火，木陵土位，脾虛不能運化而生痰，高年大症，單救救微，今早宜右歸丸，晚理中湯主之。

大熟地八兩 萸肉三兩 山藥四兩 枸杞四兩 鹿膠四兩 菟絲子四兩 當歸三兩 炒附子二兩 肉桂二兩 杜仲四兩（薑汁炒）

先將熟地杵膏，煉蜜丸如桐子大，每日開水送下。

肝部獨旺，上克肺而下侵腎，此氣稟之偏，但識道人乃與有爲其之飲病，亦由此生矣。克金則肺不宣通，侵腎則直走宗筋逼脉，夢泄治肝爲之，必用三才封髓丹以何首烏爲君。

首烏　人參　鐵皮　天冬

少欬嗽氣從左上逆血即隨之咳吐時溲喉癢唇紅出肝陽左升太過此因腎陰收攝少權治宜滋養三陰壯水制陽但陰無驟充之理仍從血脫補氣之法

人參　鐵皮　阿膠　女貞子　棗仁　茯神

萸肉　芡實

久咳失血寒熱似瘧脈弦細汗過多係營衛兩虧心神不足之症

綿黄芪　桂枝　麦冬　北沙參　川貝　紫菀　橘紅

蜜炙草　大棗

金水二臟俱虛不能滋養肝木木燥生火因左脇而痛攏氣逆於絡上泛於咽交咳更甚咳為燥金不能制木反助木之燥也今擬早用保肺和肝晚用養陰納氣法

大麥冬　黃芩　金佛草　川貝母　橘紅　沙苑

白蒺藜　白芍　蘇子　牡蠣　青鉛　晚用六味加沉香白芍磁石

診脈虛滑右大於左兩尺不斂少年陽道不舉溺濁遺精寐身汗此屬真陰內虧腎虛不固未可徒以相火治之

人參　茯神　棗仁　兔絲子　枸杞　芡實　五味子

益智仁

久嗽失音滿色不實是金水二臟損傷已極寢食皆不和適

滋則礙脾燥則礙肺用保和法

茯神　苡米仁　北沙參　麥冬　百合　款冬花　阿膠

橘紅

精以養神柔以養筋元氣虧損血液不能灌溉諸經痺

痛寒熱日加脈證尚繼爲病甚寒熱退

鹿角霜　炙芪　當歸　白芍　炙草　桂枝

生地　牛膝　萆薢　枸杞　鱉甲　桑枝

另丸方去白芍炙草加鹿膠白朮

診脈左弦濇右弱肺主出氣腎主納氣久嗽氣急尚不

下逆金不制木木反乘金致胃以上先病浮腫繼以失血

治宜滋阴益肾纳气归元徒[illegible]恃相火治之

生地炭　紫菀　牛膝　款冬　沉香　麦冬　杏仁

橘红

耳鸣重听健忘泄精心肾久亏病虚食后胃反欲吐

语多气即喘从中土亦已大亏近复增咳咽喉不清

亏心火形並脾弱失运宜早用心肾交通补养晚用和

中益脾法气化痰之味佐之

大熟地　茯神　枣仁　远志　枸杞　芡实　麦冬

菟丝子　茯苓　益智子　石菖蒲　蜜丸[illegible]加羊外肾四具　以上早服

於术　茯苓　川连　橘红　川贝　牡蛎　沉香　藿香

枇杷葉　建蓮　薏苡　泛丸　以上晚投

左脉細弦，右寸濶短，消渴反滿，肩有牽掣，背脊引痠痛，腎精肝血已耗，肉脂食減，欬逆多痰，衝任之病也，宜先崇土固金，法用補益下焦。

人參　茯神　棗仁　麥冬　沙參　百合　芡實

枸杞　枇杷葉　晚投百花瓊玉羔

大生地　麥冬　枸杞　阿膠　百合　一欵冬花

法製羔滋法入

人參研末　琥珀末一三　茯苓　生沉香汁三

煉蜜收貯磁瓶，用綿紙若叶封固，煮一晝夜

再用冷水浸一宿，澗水調服

酒過傷肺，飲分升浮，胃絡傷，血來月餘，脈弦細，法從清
胃中血去不歸經絡，病在肝胃二經

鮮生地 紫菀 黑山梔 丹皮 麥冬 蘇子 貝母
苡仁 蘆根

血症脈弦大而數，少年當元陰弱，血隨氣火升騰，急宜
涼血降氣，肝腎二品，以引血歸經，再議進退治法

鮮生地 犀角 阿膠 麥冬 牛膝 紫菀 蘇子
橘紅 茜草 藕節

診：目眩暈而痛，脈虚弦無力，兩尺微濇，此治木壽生火

風自火出虛風勝火上乘高巔經云腦爲髓海而肝經之絡文路絡於腦因年老精髓內枯肝腎血燥所致絡分感溫散可能法宜滋肝養營熄風降火兼怡懷開暢善自調攝爲要

製首烏　白蒺藜　甘菊花　知母　柏子仁　遠志
珠茯神　烏元參　丹皮　磁石細研飛

脈細濇右寸滑肢節痠疼腿足麻木不仁患偏於右凡男子中氣年後精血易枯肝風鼓動脾失健運之機濁痰濕聚流竄而絡脈壅塞此偏風血燥之漸也

天麻　歸身　牛膝　製首烏　茯苓　半夏　乾姜　桂枝

投四劑稍減照前方去天麻加木瓜川芎

右臂痠疼麻木近風流淚失明迷肝腎精血交損致內風習習然鼓動於目眩昏所謂下虛必上實也用六味丸加

龜膠　茯神　遠志　河車

診脈弦滑右關稍大於日常肩腿發疼痛此風阻背滯經絡壽久生火火與風合上凌真竅蒙蔽清當疏補不靈爽急者先治降火豁痰而風自熄

鉤鉤　甘菊　玉竹　半夏　橘紅　茯苓　甘草

薄荷　石菖蒲汁　姜汁　竹瀝

客風偏中調治兩月手足已能運動惟用薰灼取汁

夢泄則食減嗜粥、方飲三分劑至廿五日方得復延

診視乃以定藥

用郁李仁煎料如飲子煎法

劫奪強汗木燥火炎營血耗失故動則搖泄不固今

交深明火土用升而煩躁搖柔分越須防狂亂發作不

然蜀不觀乎仲景太陽條中火迫劫汗亡陽之驚狂起

臥不安者手徹復脈湯意

人參　桂枝　麥冬　生地　阿膠　炙草　牡蠣

龍骨　茯神

加姜棗煎沖入飴糖服

脈左弦數右關滑大善饑肉消諸藥不應因思風橫行

胃痛中脘土敗寢食不能榮去肌肉精力日衰經云二陽

之病發心脾傳為風消再加抑鬱病必由於生出纖病必

連及於肺之微行問法

黃芪　生地　牛膝　附子　茯苓　五味　人參　川斷

又石斛　玉竹　鈎丁　枳殼　地骨皮　服十劑不效與前方加姜汁防風服（？）

診脈沉而有力舌黃多汗肝風壯熱發斑疹津液涸大

便秘法適合偶寒下擬邪氣內蘊臟反聲伏之說流辛

散徒耗生陰於裡症甚無之急蓄其以世

大黃　枳殼　厚朴　黃柏　犀角　山梔仁　黃連

脈細濇少腹脹如覆盆去路渴飲臨狂便閉乃心陽大傷臟病連腑氣不宣化致手足太陽之腑俱虛議用桃仁承氣湯方

寒熱脇痛脈弦細弱係邪熱少陽不達

小柴胡湯加

桂枝　鬱金　赤芍

脈左關弦急搏指兩尺關細弱結鬱右喉痺脹痛吐蛻此少陰厥陰見症以至脈循喉嚨而氣血則為鬱右大腎臟虛弱無以鎮之故脈肉瞤而筋惕此時不以回陽為治恐之禍將何所底也

人參　附子　白朮　肉桂　白芍　甘草　陳皮

益智仁　淡干姜　吴萸

病過兩候脉不和緩舌乾鼻鼾上喊下泄能退急之

川連　半夏　乾姜　黄芩　炙草　廣皮　竹茹姜炒

左脉細滑右寸滑大息急脇痛近因風熱邪襲偪肺

治先議辛涼清上

桔梗　半夏　桑叶　薄荷　杏仁　沙參　橘紅

茯苓　甘草

脉弦滑右關獨大寒熱如瘧肢体麻木不舒飲食減

暑邪蘊中虛為有積痰先宜兼顧表裡

青皮飲加去柴胡加鈎〻 玉竹

喉痛目脹裡熱仍寒瘧喉渴飲此係伏氣危病名曰肌
温邪投温散奪液傷陰致邪中躁擾身煩往來潮氣
行陰乃得安寐今少寐即煩躁頻然陰不交恐而動越
之際歷云過時而發病不在表也已經汗下亦不在表之
忌於辛温表散可知

復脈湯加 天冬 玉竹 茯神 去麻仁大棗用鮮生地

風温初起即發譫語自汗身卧不發熱而大便結接述脈
沉細弦從已經半月就以汗下劫奪為理問我余診左
脈細乱右弦數續以潤目閉舌板唇焦不語共波頸項强直

手足拘攣種種惡象皆衆濃症立法衆方殊為棘手
亟須按揉脇膂下少陰宗筋上潤滌乃和時復[illegible]氣逆
此紛動氣亦紛擾叙因思六旬高年津液已枯素有擔
抱林壽夏初看墓攜孫步高山巔觸山嵐時氣越兩日
而病愈發乃陰氣不榮營衛鬱伏少陽開闔不得司
樞轄不利而清濁升降失度經絡機竅不靈即有經
所謂精不能養神柔不能養筋之弦大法中隔陽入
陰氣血頹鈍安敢以味中之氣從陰引陽潤之通經清之
泄之補以膩運之都以靖之冀其濡利轉運潤輪激開
機竅漸通庶乎斡旋於象、

地黄引子用　羚羊角一　川芎一下　玉竹一三　茯苓一三

益元散一七　蔗湯代水另沖　人參一　温服

脉右微弱左弦細木燥血枯肾陰虧損肝風内動火灼

津液氣壅生痰但塞機道樞閉不利頭强肢掌筋

絡不榮舌捲係泥語言蹇濇舌白語風掉眩皆屬肝

未之先知濟以病而累于予乞第肩將病延大隔補氣

治本則痰火未清治表則本元耗散風淫所勝治

以甘寒中上不傷表本並施矣

玉竹　鈎二　天麻　茯神　當歸　白芍　杜仲

桑枝

神經精洩讀之遺爽滴瀝牽痛仍復如前經云肝痺善痛大筋緩縱小筋弛長腎痺善脹尻以代踵脊以代頭肝腎血痺筋骨焉能流利仍用前法加減緩調與緩為宜

人參　玉竹　茯神　遠志　牡蠣　鈎鈎　天麻

紫石英　以上四錢

人乳　竹瀝　薑汁　梨汁　桑枝熬汁　各取一杯熬膏調入

血珀末二　羚羊末二　犀黃末二　蜜糖　熬收膏開水沖服

經營籌劃兩八載緩久病羸弱肝腎戕微陰不足心神不斂飲絡虛痰大肉蘊藥虛厥動搖識蒙蔽虛中夾

食後少失消早安補益心脾爲宜饑飽勞疾大不失病機
勞力負重傷中氣脹不舒脘痛按之作痛脈左弦右弦
兩尺虛弱因病久而氣血交損且調中氣又須調氣藥
脹痛稍緩但按左脇下氣鳴響仍然不已再以飲和分裹
脾胃不舒所謂氣虛之處便是實邪之處
分心茯苓飲加　白蔻　左
凡嗽皆咳傷肝木暴嗽耳聾此嗽當上焦清肅食
少喉蓮性甚酸味肝病性痰涎消痰當用
川連　白芍　烏梅　郁李仁　麻仁
關脈弦尺脈弱脊背痛少腹脹氣從左脇下繞臍攻逆滿飲

臍腹下甚乳疝及肝疝滑泄溫柔通利

大熟地　白芍　牛膝　肉桂　桃仁　鬱金　大紅綿紗

以上十煎方

肉蓯蓉　熟地　肉桂　小茴　補骨脂　牛膝　川斷

歸身　以上丸方

脇痛脘悶氣塞不通日晡煩熱不溲赤色而脈弦伏鬱

因此水不涵木強肝火上乘脾土致春夏木火升騰前痛

後來更甚撤左金躁泄

肝為血藏故痛發必交陰分治宜以養陰

肉蓯蓉　歸身　白芍　川楝子　延胡　桃仁

茯苓 木香 廣皮

痛起右脇上及中脘下趨少腹脈弦急結厥上此陣當不舒肝邪用破則氣血瘀阻凝實當以潤之宜通則不痛之意

當歸 香附 丹參 麥冬 茯神 通草

新絳 青葱管

經脈既弦肝腎真陰內損陰虛易搏血動下溢淋漓固當漸益腎陰引血歸肝但肝病必然乘脾又當佐以植土

脈緩灼大漸除血還得引歸肝經但肝無食少

毛奪此陰虛虛陽附之急宜補氣以扶血無徒見血投涼

胃統痛食少便溏脈細弦硬此恒患積於上焦浸淫脾土而痛嘔傳送不行治以香砂六君子湯

營為水穀之精氣衛為水穀之悍氣陰虛火旺則精悍之氣不足以充營衛達寒熱食減津液消耗矣用清肝湯

經云血統補氣以有形之血不能速生無形之氣所當急固即太僕所云無陽則陰無所生無陰則陽無所化之今以高年患弱經漏而血分溢治病之本但以滋

陰降火為事不知周身之血皆統於脾〻虛滯而壽甘
遠用歸地芩連壅於脾胃則中州窒塞升降皆
並由遂致脹滿之候況元氣所虧本者思慮過勞
肝脾之當人已不化去歲先患瘧毒後即繼以血症蠱
則脾傷而氣遂窮矣今診脈虛弦不和兩關獨大而濇分
知病起因由皆關脾肝兩藏是時急於定涼以血遂令
屈曲之脈愈滯於壅塞之土時當責令不復崖有顯茂除
逆之機急先治腎越調脾和胃之法則決瀆灌通而
都運化而胃氣自能下行脾氣上溢自可散精於肺
以運調脈道路清倒而分上下無不條達中土既和精得

濕以四布又何必拘於開鬼門潔淨府逐水諸法之險
劑而能措擇哉
補中益氣湯去黃芪當歸人參加茯苓　澤瀉　薑棗煎
服久之氣日益衰攻猶復劑務須硬食下宜去魚云辣
痛善服逐水行瀉少用拼納使然醫家去取下元辛燥
閉固下元空損身先後不知量之
金匱腎氣丸五加皮飲薏隱過服
喉痹浮腫務浮症疏宗仲景汗出惡風越婢湯
越婢加　茅朮　桑皮　蘇梗　大腹皮　薑皮
服後喉痛風水已退遂辭歸兩任調養

葶藶子　車前子　廣皮　茯苓　苡米仁　白朮

薑皮

脾病則九竅不利，以至陰之藏不得當和舒佈，所以穀入胃傳送不以，清濁混亂，逆來擾滿，脾經之病。此經首所云臟寒生滿病，三陰結謂之腫，心病生嬌，前即患喘喘疾，產後往以挂絲經，今百有餘日，飲來腹脹無補，左右尤甚，可知氣血式微，中焦窒塞，升降無由，此都失職，決瀆不宣，日久下注，灌入隧道，精微結血，漫溢泛濫，患化為腫。讀病機二十九條，所以腫病獨歸脾土。蓋脾則損不能散精於肺，而病于上；胃損則必能

司腎，腎關偷而病，步下三焦俱病，有以純陰之劑投之求其向愈者可得乎？勉擬東垣升胃宜降合以回陰，不失乎人焉之高見以可

真武湯加肉桂

脈細弦急，結痞積，絡中濁陰阻塞，肝降氣滯血凝不調，去年失血，今中脘堅硬，面浮足腫，氣逆喘促煩悶，此中宮久窒，轉運之樞紐不行，年病已沉痼，難許吉安

大腹皮　赤苓　蘇子　猪苓　蔻仁　橘紅　山楂

半夏　沉香汁（沖）三匙

後方用連理湯

痛在心下，歧骨隔處，牽引右脇，攻逆有形，按之痛勢盡，心拒按，喜噫，甘味皆食則減，曾經吐寸白蟲，形如魚鱗。總由脾弱胃損，中脘失運，雜入肥甘生冷，腐敗停滯而成積，生但病久中氣日傷，雖有積，病勢難消削。

一理

小溫中丸加　鷄金　使君子

脈濡弦，不能鬆，不健運，由病後飲食，因脾胃氣滯，溼壯，節勞，淡味為妙，從脾胃宜升降法

白术　穀芽　廣皮　紫胡　赤苓　澤瀉　川朴

砂仁　青皮

左脈沉細濇滯，右關濇實不調，此中焦氣結痰滯，胃脘周彭攻痛纏綿，飲食減少，處處中滿，議分清飲邪（先從氣分治）

蘇梗　杏仁　木香　茯苓　青皮　蔻仁
橘紅　半夏　白芥子

脈沉細，肝腎交損，陰中之陽內離，健運不司，食減緩乃職，宜生滿滿漸也，宜用溫中溫宜補

熟地炭　熟附子　肉桂　炮姜　益智仁　炙草　廣皮
茯苓　焦白朮

關脈弦急不細濇，撓中脹痛，牽引腰脊，氣塞填胸

由乎素稟肝腎偏衍未臻生火紅云少生化之源跗便

結酒赤皆飲金鈴子散后高淋補下元

杞子仁　一首烏　半夏　杏歸　一廣皮　白芍

金鈴子　延胡　茯苓

脈數大弦滑兩尺獨衝亦由乎虛風內動無機

躁中右手不能轉側肝脹厚乃中焦氣素乏

氣從痰升陰補不爽健從肉經脈陰府臟絡甘

寒

向由多痰嗽食下噎塞欲出猶中痰悶不舒高年患

氣雖復當以清理先陰為中病之胃榮撤和胃

清當論治所謂離照當空陰霾必散也

用大半夏湯加乾薑少許大效從服人參　白蜜　半夏　乾薑

胃氣痛逆上引脘脇納食則作痛猛甚脈遲弦消此由

思慮傷氣滯於上脾不升胃不降故飲聚之為壅閉

所謂通則不痛也宜疏木以達之今宗內經揚越治

痛之旨

四磨湯飲合逍遙飲

胃氣食少運磨艱細弦脈係濕熱聚於上焦侵濕脾

土而脾陽不以健運從太陰陽明治之

白朮　半夏　厚朴　廣皮　甘草　茯苓　大黃浸

人身氣血流布藏府經絡，全賴中州施化，得以涵養生精。致之因，經分偏滯，以獨取脾胃以主論之。今診脈弦細而遲，脇痛吐血，得勞力傷，不獨在肝，實由原土衰少生化之權，陵吞酸脘痛，妨於飲食，即東垣所論戊土無火不運而痛，病數作，宜溫中辛散，佐甘淡以化之，兼顧補下焦與太陰之脾藏愈密矣。

厚朴　杜橘紅　炙艸　艸豆蔻　茯苓　乾姜

背參　木香

痛緩，嘔減，血止，飲食漸增，坤土乾健運已，以求火與能和飲，然體弱難以驟補，宗繆仲淳脾腎雙補法。

北沙参　茯苓　芡實　麦冬　扁豆　生地　炒白芍
刺蒺　枇杷叶

腎為藏精之府，亦為相火之舍。真陰虧，相火旺，而精泄不固。所謂精不養神，陽虛必走之。夫少陰少陽齊寢紛紛，所主之地，精不守則龍雷不安，上擾清空，以致耳鳴震動，上實下虛。治當學填味陰，介類潛陽，取經文上病治下之旨。

紫河車　大熟地　龜膠　杯石　人乳粉　牡蠣　鎖陽
兔絲子　肉蓯蓉
蜜丸，開水送下。

診脈心部弦動，兩尺細弱。凡陰不交陽，心腎則安，勞則

滑失所夢身遺泄蓋肝陽左升太過由腎氣收攝少故以填補下元導引靜鎮為主

大熟地　山藥　茯神　萸肉　牡蠣　龜膠　五味子

遠志　兔絲子　芡實　麦冬　櫻子　[illegible]　蜜丸開

紅莊下

脈形大按之濡弦澀此又兼肝陽不静濁陰下陷膀胱致便溺遺瀝引痛法以滲之兼以化之

茯苓　澤瀉　黃柏　知母　山梔　遠志　竹叶

菖蒲

[illegible]

疾走遠行所行腎損於內胃熱流注於外濕蒸於外積久乘虛從外及內交互爲毒阻住腎成淋著行爲症發溲溺艱澀痛引少腹憂鬱成症症之累

阿膠　毛朮　澤瀉　赤苓　以棣子　丈[illegible]　半夏

烏藥　青木香

小便淋濁精隨溺泄脈見弦數瘦人脈濇乃少陰腎藏有虧致太陽膀胱氣不化用濟腎丸法

川連　肉桂　生地　兔絲子　車前子　甘草　杜仲

脈症氣結並上中脘阻塞嘔吐男子中年後陰氣先傷津不運行叙阻成痰閉阨胃陽得食則痛難咽濟

上有病老年噎格之象

旋覆花　新絳　代赭石　茯苓　橘紅　半夏

淡干姜　吳萸

脈左澀右滑陽窒膈中胃陽痹阻營血內枯燥火

陽動氣肝逆絡瘀作痰食入噎塞大便艱結所以

上焦不通下脘不行今年陰液已虧怕有關格

鮮生地　半夏　人參　茯苓　麻仁　白蜜

活水蘆根　蔗漿

久欬氣逆未已不援動乎腎若入煉氣逆益暖

肺胃之清陽已離絡痺刺痛會厭噎塞今則

食下似膈矣，噫白沫，胃下從上復右動氣聚，聚乃氣隔血槁，絡不清降，胃不納，已成痛極重症。宗仲景噫氣不除用旋覆代赭湯。

旋覆花　代赭石　人參　甘草　半夏　姜棗

臨卧沖入白蜜數匙。用金匱腎氣丸，實湯送下。

積怒動肝，損營乃燎，氣乘復上，噫氣下泄，氣由與少叙藏陰而不得痺阻，欲陰一所致，喉不利，脅痞痛，況絡已右滑左澀，澀為戕絡，脈為肅者，金刑木位，但腸不舒，脘中迷痛，食減脹消，有身來矣，但今值瘧後餘邪未清，先宜清疏和榮，再議培本之法。

麦冬 茯苓 半夏 橘红 扁豆 丹皮 石斛

花粉 枇杷叶　服三剂，用清燥救肺湯，又服三剂，再用後藥。

經云脾病善昧，身體氣如奴卵，又怕明焉，絡絡脈走於心，煩痛。噫明是土苦木制，升降不宣而脘痛痞悶，噫氣矣。乳汁偏所致，心直肝虛，厥陰而藏魂，虛則多夢。病從左脇而至中脘，引肩背筋絡，煩痛下午更甚，夢寐不安何也？乳汁偏延及心，脾之明微焉。年患此，日久元氣枯耗，陰陽和營氣以和通，應乎中病胃榮。

服歸脾加減，晚用越鞠丸，半月後再議。

診諸恙向安，惟脘痛不舒，脾不健運，飲食未加，減奴卵

三　噯氣稍鬆也

人參　茯苓　白朮　黃耆　遠志　丹參

木香汁　砂仁　橘紅

食下噎塞，涎沫上泛，係濁痰阻塞上焦，陽氣壽遏，津不運，乃致四肢倦厭運也。

藿香　川貝　麥冬　茯神　芡實　杏仁

橘紅　薏仁　沉香　牡蠣　砂仁　枸杞子（青鹽炒）

益陽經丸

人在氣交，法乎天地，值長夏大土發泄，脾胃兩乏不忍

炎暑，食減，煩悶懊憹，音低聲嘶，金燥不離能燥

物九宜加意於保真

四君子湯合生脉散

神傷於上精損於下藥力難填其虛適林泉清處

心曠神怡天真可圖來復

熟地 遠志 天冬 芡實 茯神 人參

龜板 蓮鬚

虛甚能受補病家最妙生意能惟畏以素虛而不能

盡退由病久生虛身既損脾殘肌肉日漸暗消

情懷開暢庶可向愈

人參 茯苓 白朮 補骨脂 甘草 廣皮

川斷　杜仲　歸身

咽喉梗怯氣塞脘胃心悸汗出食減便溏脈細

小溲數此心脾之虧由肝腎內損陰火亢逆上凌心

陰循經之從歸脾理營泥於心脾與少陰之腎經

有何關會

人參　茯苓　麥冬　歸身　白术　紫石英

棗仁　益智仁　青鉛

久淋久帶必傷肝腎之陰致奇經受損經脈兼痛

繼因不正寒熱交作女科以肝腎為先天宜柔劑[illegible]

復調以和八脈

人參　紫石英　龍骨　牡蠣　阿膠
當歸　鹿角霜　白芍　五味子　炙草

脉數口甜善食易飢渴飲便數是因過啖肥甘積久醖釀成此病發為脾癉子和云消燥萬物莫若乎火脾陰虧乏肺火亢腎元乏五液少而皆為之病脾土為諸陽之本脾病則肢節為之痿議玉女煎合經義手書爲條陳氣立方

玉女煎　加人參　者話作煎湯代水

病後感風熱症精氣內竭虛之餘身乃復過勞守氣甚少傳筋脈不得濡榮兩手足振掉由是

起也神志失其內守而口噤不語所謂陽不養神柔不養筋也但從與無神直視失溲脉症俱係脫象勢難挽救再請　高明裁酌

生脉散

心脉濡胃脉滑兩尺澀胃腸煩悶氣升几几鼓動咽喉窒塞身熱雖吞酸汗身面赤心嘈嘈火上擾燥肝令至胃胃壽清肅不降不行于秋金清氣不回下行大矣擾木而道路不能清利精液日消擬嘉言清燥法

桑葉　麦冬　石斛　牡蠣　瓜蔞　杏仁

貝母 橘紅 枇杷葉

左脈弦右寸滑大 仰年數載不痊 近當感冒即發 此風痰伏於肺底 積久竟成窠囊 阻塞其竅 法用不合下行 且肺病善咳 咳久未有不傷及真者 兼氣少當氣分用力 喘促更無定息 之早用化痰以定喘 晚用復脈以和陰

海浮石 蘇子 杏仁 桑皮 貝母 橘紅

紫菀 北沙參 馬兜鈴 枇杷葉 晚用炙甘草湯

形質豐厚 而耐升發 脈小數勁弦 此情志鬱蒸之火起於肝膽 上炎衝咽入頸內 因之二症 怡悅可舒

至用藥方寸僅可取效欲離杜絕根底

雞子黃　川連　細生地　阿膠　知母　黃芩

凡人身半以上皆屬氣逆之所謂中氣運上部手腫

中下無病讀仲景消痺論經利彬通皆爲做此

爲法與薤白湯

時感濕溫溫氣陽阴蓄黃能恒痞可比之合微數

無神便秘已及兩旬腸胃枯燥循氣不通心煩躁

劇甚致傷神勞傷陰不守分不復而致神昏[illegible]汗

但延久正氣日傷邪熱大肉有正邪並脫之虞攻補兩

危矣

鮮生地　鮮首烏　麥冬　川連　滑石　枳實

山梔　瓜蔞霜　茵陳　人參　大黃

脈細濇滑，兩尺無神，舌燥，咽喉腫痛，陰氣下虛，陽浮上冒。近因五大扶痰上充，胃腑乘虛暴中，頓仆以崇居吐黑血，氣積厥燥，舌乾。大概神為水之源，主司五臟氣；腎為閣鑰，主司五液。所源不清，所關門不攝，遺溺便泄，皆由素失令節，痰火蒙閉於上，虛氣暴統于下。際此險途，難許無變端。

犀角　天竺黃　川貝　北細辛　麥冬　菖蒲

薑汁　竹瀝

久咳不已則三焦受之心煩頭汗此爲肝則肺金清肅
傷于上食減腹痛則脾土健運失於中便溏[illegible]
血則肝腎之虛陰損於下矣漸至不已陰液日漸消
涸宗仲景易寒小建中湯除姜加甘草湯
幼年弱體咳嗽失音此屬肺痿必滋肝陰虛生內熱
因表濕外發此風熱乘虛襲入肺絡而咳更兼停
止宜以清上爲先
用補肺阿膠湯加北沙參杏仁川貝蘇梗桃仁
大凡腹痛脈多沉遲弦按之不痛方爲胃氣也
今沉細如絲寸關數止知平素謀慮傷脾延久戕及

心脾心病血不流，脾病食不化，脾滯濕聚中脘，先求痞悶從嘔着暴脹大如蠱，醫家不以肝木來迮脾升胃降治法，能善降即溫補壅脾胃氣血日以困頓萎怯，手愈治愈劇，但經百日以業精神日益衰乏，即宜藥餌，亦抑水沃燎原矣。

病必失調，胃易壅塞，中脘痞結，阻隔上逆煩悶至飲，二便祕結，即內經二陽結謂之消之法發衰金生水，較望清之燥降得法，降肝胃降，胃津溢於上，津之氣通調於下，病可痊矣。胃而能食者必發癰瘍，胃不能食，必殊中焦失調，久延可慮。

美道贖之不一樣
麦門湯合四苓散
先病治湯者後病退，後湯轉病者後病退矣，服後
與濕火膠結，堅積不通，便之胃為傳道，肝主疏泄，故
後肝胃兩病，病因積滯，滯常以攻，但病以泄之
火必燔灼，身熱去，乾咳雖速愈，所謂火不甚，肝氣
不達，沉潛無源元之由，用緩調和劑
生地炭　白芍　黃芩　玉金　赤苓　木香　廣皮
查炭　紅麴
脉數，咳嗽汗多，食減，善寐，所以咳之遠以為傷腎

形寒飲冷則傷肺之症加寒邪則侵宜先法
散之表
桂枝湯加 麦冬 橘仁 北沙參 杏仁 去大棗
血既日久陰氣難以驟復遂勞則脊髓衛痛甚
虛虛致精微并傷并且云其元氣白見數 不知
陰液內損則見相之火易升動心
生地 茯神 女貞子 紫菀 杏仁 天冬
阿膠 芡實 麦冬 丹皮 枇杷葉
脉數左大至瘧背益不嗜食精氣內燥深慮生
積損之經云人身衛氣行陽則寤行陰則寐合

晝倦似而極不安寐，少得歸陰，髓已失所資矣。古稱潤可生津，溫可除寒，宗此立法。

人參　黃芪　五味　天麥冬　枸杞子　棗仁　茯神　芡實

少年衝擧勤運，從左旋右，上攻頭巔，刺痛漸增。陰少固收，拌並升發，肆擾血脉，隨氣咳作而出。甚相火不安，未有不挾其火擾動，致使氣納元理，宜靜藥導引。

人參　熟地　補骨脂　阿膠　萸肉　茯苓　牛膝　柿霜

大凡陽主動而陰主靜損勞耗血灼精以至飢而

清陽惟靜養可日不已暴中失血為妙

人參 熟地 天冬 黃柏 知母 龜板

所令失養肝風內動忽然眩冒心悸痛便血蓋五

行在郁莫甚乎風火熇灼陽擾乎中肝脾濕

失藏聚之功所云陰絡傷則血下溢

製首烏 柏子仁 白蒺藜 生白芍 地榆

茯神 棗仁 木瓜 烏梅肉

左脈短數較甚於右脈弦虛浮緩外達稍因氣

血過多氣不能附近交夏至節前後陰陽升降

之大關，去血由此而安，謹之慎之。

黃芪　歸身　白芍　白朮　炙草　茯神

遠志　龍眼肉　棗仁　阿膠　鹿角膠　龜板

性多躁，肝相火易動，忽崇朝而諸病交作，四旬來潮，出汗，氣便燥，胸痞結滿，堅硬不食，此以營形氣病漸，求有形疾結，所謂虛而不受補也。漸為助脹，燥為傷陰，惟丹溪法補至用，既能宣壅，隨可通津道，合此病揆度。

生地汁　麥冬汁　牡蠣　知母　川貝

廣玉金　生穀芽　廣皮　薏仁

脉細弦，脘胸中脹痛，徹背，納食脹痛益甚，此係清陽氣病，名曰胸痺，兼天癸不調，斷當和肝補脾之理。

薤白　生姜皮　半夏　茯苓　厚朴　桂枝　玉金　白蔻

寒熱犯胃，中氣乖隔，蚘厥，飢時腹痛，此病屬厥陰肝臟，肝性甚強，仲景烏梅丸法合乎厥陰條下和吐蚘論治。

風溫見症，煩躁神狂，胸腹脹滿，牙牀上下痛，雜錯。似此邪風挾火搏擊，致營衛氣血之流行失度

姚右　五月　陰虛濕熱　難免脹墜

黃連　黃芩　黃柏　梔子　犀角　丹皮

鮮生地　玉竹　甘草

大凡近任乃餘患毒薰蒸肺胃致發頭暈陰症

辛涼清解為先

連翹　大力子　紫苑　桔梗　元參　赤芍

花粉　馬勃　甘草　荊芥

兩經縮少腰痛此肝腎虧陰虛損膀胱氣不宣化

從下宣通損治法

牛膝　茯苓　熟地　山萸肉　歸身　川續斷

沈两氏　益智仁

診脉左弦動右細數，氣逆從左上升，引絡脘兩

脇痛，食下咽塞，高年精血內枯，憂鬱傷肝，横逆

中土，上凌肺下，傷胃，咽喉痹，便秘，陰陽不升，留

陰不降，潤絡之劑也，擬養肝潤燥以潤通經隧

鮮生地　阿膠　柏仁　半夏　玉金　茯神

廣皮　歸身　蘆根　姜汁

王氏醫案

旭高王　林著

欬嗽

欬嗽咽啞喉痛脉虚细数肺腎之陰太傷而大便溏落脚氣浸虚法照左即靈乞加劑

北沙參糯米炒　川貝母　赤茯苓　扁豆　紅棗　大麥冬元米炒

款冬花　淮山药　甘草　梨肉

夏暑遠行勞倦受熱之舍於肺秋起咳嗽直至於今已逾十月診脉细数形瘦氣急週身骨疼肺胃兩傷營衛並弱已涉損途治非容易

沙參　麦冬　五味子　川貝母　地骨皮　黄芪　茯神

素有痰飲咳嗽今秋寒熱數次濕熱内變腹满欬喘溺少足腫三焦俱病擬金水六君厚朴温中合劑

茯苓　苏子　款冬花　白芍（桂枝炒）

熟地（砂仁拌炒）　半夏　川朴　淡干姜　廣木香　砂仁　陈皮　茯苓

澤瀉　杏仁　款冬花

又

肺手太陰也脾足太陰也脾属濕土故喜燥肺為嬌金故喜潤肺脾同病豈非濕燥兩难乎不知土有生金之功金無益土之用今腹满已寛而燥故不必欬嗽咽乾潤固當投然但以甘涼養肺胃之陰甘淡補中和之土若過用潤燥恐致便溏之虞

沙参　川貝母　茯苓　桑皮　麦冬　甜杏仁　扁豆　陈皮

金实不鳴金破亦不鳴欬嗽音啞氣短是虛也虛則補母宜培土生金而母虛及子又宜補腎以納氣所謂金為水之母母隱子胎是也

西洋參　北五味　紫蛤殼　硃茯神　川貝母　淮山药　大麥冬　大熟地　海浮石打

酒客濕熱熏蒸肺受火刑而失清肅之令欬嗽音啞喉中帶血喉痺乾燥是皆肝火見症尚非全屬陰虛然火亢不息久必傷陰急宜戒飲為上治以清肅高原兼養胃陰為法

元參　麥冬　杏仁　川貝　丹皮　山梔　茜艸　雞距子　茅根肉　嫩藕汁

欬嗽將及一載陰陽二氣各造其偏陽虛則外寒陰虛則內熱夏

今濕土用事，遂日寒暄不調，脾胃最易傷感，極宜加
惜，否即恐易、成瘍。

沙參　五味子　赤苓　黄芪　玉竹　麦冬　川貝
苡仁　沙苑　枇杷叶

仲景云：風舍於肺，其甚則欬。又云：胸中有留飲，背寒冷如掌大。此
症相符之，其症照其法則當施效矣，試之何如。

麻黄　杏仁　川貝　橘紅　茯苓　半夏　桑皮　款冬花
黄芩　甘草

酒客傷中，中氣不運，濕濕減穀，藉酒充飢，由是溼熱毒權下
注，則腿足浮腫；上蒸則欬痰帶血。現診咽乾氣升，脉细帶

敖陰虛損耗怒加喘促從前方法自宜補土通陽而今日情形瘦削將与養金降氣務宜戒怒再商他治

阿交　茯苓　桑皮　竹皮　糯米　麦冬　苡米

地骨　冬瓜皮　澤瀉　枇根竹

痰飲

痰飲欬喘脘中脹滿時或嗽痛雖肺肝腎三經同病而法當責重乎脾蓋脾得運而氣化則痰飲有行動之机

半夏　陳皮　杏仁　厚朴　茯苓

澤瀉　沙參　淡姜　五味子　各

痰飲停於心下上則欬喘下則脘脹每因清陽失曠痰乃內

用議清胸中之熱以安肺運脾中之濕以和胃其咳喘與脹
滿當稍解矣　麥冬　薤白　枳實　乾薑　厚朴　半夏
陳皮　茯苓　澤瀉
向有心痛吐水之病得食則安此係中虛而有痰飲伏留於心上
也上年春季頭痛發熱惡寒從此咳嗽而有痰聲當時適逢
時醫而用小青龍發汗散水幸而表邪與痰飲悉去過半迨
至酷暑邪熱化火痰咳常與肺已受傷矣白露節秋金乃
令肺氣清肅而咳嗽愈至冬陽氣少藏其咳復作交春入
夏咳頻不寐心悸肝腎之陰已耗脾胃之氣亦弱而痰飲猶盛
甚而未化自淺而及深矣昔賢外飲治脾肺內傷療腎水

今自外而至於内從金土水三經立法必兼參得其所爲妙

蘇子　杏仁　款冬　川貝　半夏　陳皮　熟地
牛七　干姜　蛤殼　兜鈴　麦叶　胡桃

俾質陰虧肝陽元逆頭暈虚痰乎一已潰降核堅塊寒熱并
繼從此步脉虚收功不易治宜養陰清肝和胃化痰

生地　砂仁　元參　茯苓　石決　青蒿　川貝　陳皮　天癸草

夫喘之一症因於肺肺失下降腎氣不藏而痰之所生由乎
脾失健運釀液不佈故也治久喘之法保肺順氣補納腎氣運
脾化痰兩相須爲治也

金水六君煎去甘草　加麦冬五味苡仁神曲胡桃

常病日久，交春陽氣病劣，有增無減，足腫便溏，脾腎之陽下虧，舌紅咽燥，肝胆之陽上盛，脉形堅數，真陰漸耗，姑用滋陰降火一法。生脉散、六味地黄湯加杞子、冬术。

虚損

欬嗽音啞，曾經失血，脉虚數，內熱，食少，陰虚脾弱，火灼金傷，患延虚損。阿交 麦冬 北沙參 川貝 杏仁 茯苓 茯神 山藥 蛤殼 紫菀 枇杷叶

欬嗽內熱，脉數，如月有餘，年已十七，天癸未至，乃先天不足，勞損之根。杏仁 川貝 山藥 米仁 穭豆衣 茯苓 陈皮 桑葉 丹皮

欬嗽四载曾经失血今已咽嗄脉形细数真阴元气皆虧劳損根深难以見效犹幸胃氣尚可大便未溏姑擬甘润養陰希圖苟安而已

沙参　麦冬　杏仁　川貝　玉竹
扁豆　茯苓　甘草　橘餅　枇杷叶

又

欬嗽而兼失血音嗄津涸枯槁勞損成矣脉形细弱精气两虧内經於鍼药所莫制者調以甘药金匱遵道之而用黄芪建中湯急建其中氣俾飲食增而津涸旺以生血充精生復其不足之真陰蓋舍此無良法也

黄芪　白芍　甘草　玉竹　沙参　麦冬　川貝　茯苓

痰飲欬嗆清水經停營虛帶下淋瀝營陰虛而肝腎虧矣
脘中脹滿大便偶利不胠寬仍是飲邪為患挾痰飲外宜溫
宜化而陰虛又宜補宜清府慮為久經停防成乾血癆損

酥生地 薑汁炒 茯苓 細辛拌炒 當歸 白芍 法半夏
川芎 沙苑 款冬 五味 乾薑合研

祇起涵虛為瘀仍然勞動濕熱化火傷陰動血血從上溢或
欬或嘔 近日 吐血雖止而脈數身熱已及三月漸延勞損之象
面目黃舌苔膩濕濁仍留不化法擬蒼金運圓
抱病半年已盡千鈞之力為山九仞尚虧一簣之功病雖減而即
停藥恐餘燼之虞然藥雖服而不勤故慮其真陰之難足當

此春陽升動肝風猶陽熾張若非為从栽培元氣終鮮恢復

生地　龜板　杞子　杜仲　山药　茯神　枣仁

洋參　麦冬　生熟谷芽

二豎纏擾兩度春秋消痰逐水豈非中病之期滋陰補陽未免太過之弊所以然者良由閣下賦性多疑稟質卑弱弓蛇杯影易招無妄之災杞憂春風莫任冰霜之苦病已痊而药不止背内經去五去六去九之文药未止而病仍来貽此俗至一至再至三之諸忘病自當無恙守勿药之立銓養性即以怡情學長生之妙術

方用六君子湯

久病欬嗽氣升舌红脉數肺陰虛則水少生源腎陰虛則氣不攝納自秋及春金虛則不能制木自春入夏木火愈肆其威

剎下將及虛陽易氣上升之候急需靜養所謂靜能退怒躁能生煩煩能生火矣慎之慎之

生脈散加北沙參　貝母　茯苓　生地　阿膠

紫石英　牡蠣　坎炁　枇杷叶

面白音低是謂奪血奪氣便溏納少多因傷胃傷脾經云血脫者色白夭然不澤其脈空虛又云言而微終日乃復言者此奪氣也

方用八珍湯合益氣養營湯等味

上則咳喘下則便利紅粘中則腹脹時痛外則發熱無汗內則不食不飢表裡三焦俱病正虛不克支持莫之奈何非藥所挽勉擬一方以盡人事

北沙參　丹皮　炙草　茯苓

阿膠（蒲黃炒）　麦冬　扁豆　建曲　谷芽　白芍　藕節

婦職並操男權，心思極外耗費，閱病原每因情志不遂，莫非氣火升騰，立春起病，調理失經，立夏熱輕，忽然加劇，交節生變，虛痰咳嗽脈數而洪，陽亢令熱主逼嗽，痰極冀肺家畜血為癰，始萌可救，膿成則死，雖治古人垂論，義所當知。按之右臥則欬輕，左臥則欬甚，良以肺司右降，肺虛則右臥而氣平；肝主左升，肝亢則左眠而氣逆。經云：左右者，陰陽之道路；升降者，二氣之周流。茲但以春夏之升，而無秋冬之降，枝葉雖存，根本獨拔，此亦病情之所忌，不甚了明吉兆也。姑觀進退之機，在于陰中之候乎。

生脈散

瘧疾

汗出當風，腠理閉塞，邪氣舍於皮膚之內，與衛氣併居，鬱而不

化疫邪三瘧〻發不透匿邪內走經絡四肢無力淅〻內熱是半虛半實之症和脾胃化濕熱通經絡達肌表浮標存之法

茅术　半夏　茯苓　陳皮　厚朴　苡米

乳香　降香　防風　秦艽　獨活　姜皮

通草

痰火

厥陽上升于巔頂原屬金虛痰濁彌漫于中宮都因脾弱目痛頭疼心嘈便結金不勝木之徵舌苔厚濁納少惡心胃虛濁泛之象高年久病固非實難勉設〻方備參末議

人參　半夏　天麻　廣皮　黄柏　乾姜　沙苑　磁石

玄精　元明　茯神　此半夏白术湯加减也

頭痛減而仍寐否吾舊而常要火降則神安過亢則燥頭前方

加減（減）序望鶴机

前去干姜羌柏，加知母（秋石拌）、北沙参、竹茹（姜汁）。

頭痛雖減，風易擾，未全平。舌苔厭白，饑餓尚未盡化，心嘈如饑。營分虧而火旺，陽升暈易上亢，而下虛難養。營陰以降火和胃氣而化痰，参以鎮逆，佐以寧神再商。

生地（蛤粉炒）　洋参　半夏　陳皮　生牡蠣　石决明　元精

沙苑　茯神　柏仁　竹茹

營虛木鬱，火炎于上，陰竭于下，痰聚于中。氣隨火而上升，痰隨氣而上湧，是上盛下虛也。治下以兼清上，雖病久胃弱，大費調理。

生地　麦冬　沙参　阿膠　貝母　蛤殼　茯神

地骨皮　牛膝

肝風

肺腎之風邪雖退，肝腎之精血下虧，故足製痛而麻，不能安履，恐延癱瘓之累，加以愁煩終絡通胃少寐，當此春陽升動，肝風容易熾張，慮其痙厥生變。

生地砂仁 杞子 山藥 牛七 丹皮 茯苓 棗仁 天麻 夜合

厥陰之脈上絡高巔，胃氣以下乃爲順，今厥陰肝陽上升巔頂作痛，而胃氣不從之上逆，故並嘔而多涎，如擲傳鎮肝陽和胃化痰方法，所慮病已，而日恐至病久正虛而致暈厥。

羚羊 石決明 磁石 沙參 麥冬 五味子 半夏

雲苓 女貞子 山梔 川連 松羅茶

形痛巔頂疾，六經上實，遺至足少陰，巨陽爲則入腎，狗脊起見此，所強文明指肝膽風陽上擾，久痛不已，必傷少陰，腎經腎經一

衰加目眩心悸所見而頭痛復起此前方庫鎮效驗並甚今以
育陰潛陽鎮逆法
牡蠣　杜仲　茯神　棗仁　生地　阿膠　龜板　甘菊
磁石　石决明　女貞

肝氣

胆為清淨之府胃為聚濁之鄉肝鬱不暢則胆失其寧謐故每
夢木乘土伏則失其轉輸故脹滿而致時嘔吐六月至三月不
來嘔綠水阻而氣上逆今先以温胆加减化痰和胃安神俾得
胃氣轉輸脹滿乃鬆
二陳　茯苓　杏仁　枳殼　竹茹　遠志　川連　赤芍
桑樹　川朴　大腹皮
而水不能濡木陽升金不上承時際春深木旺陽升之候是以

穴熱致痛狗瘠少寐大便艱难仿趙養葵法

生地　白芍　归身　杏仁　赤苓　丹皮　柴胡　麦冬

麻仁　女贞　茯神　陈皮　大枣　生姜

手掌心熱狗中气塞背脊痛目泪出皆肝經鬱熱之為病也鬱熱久必傷陰陰虚生内熱内熱則風動致頭眩心跳崩淋帶下肝因而亦时作嘔食量丞饶乃木乘土而致不和胃不和則卧不安而生煩气不和則致时脹而作痛皆肝胃不和之見症總之此病营陰与元气雖虚却未可全投補養盖病由肝鬱而延及脾胃宜疏降肝宜调達故大方大法必以疏補兼施勿随見症而治庶幾挽此冀收捷效然恐終患之虞

生地砂仁　麦冬　川貝　烏梅　洋参　硃茯神

白芍桂枝炒　枣仁　於术　陈皮　狗脊　炙艸

另支枯艸汁雞冠花海蜇漂淡蓮湯代水

脈陽靜而陰動，腹朝寬而暮急，得矢氣而脹鬆，大便堅乾，病左邊陰之藏而累及坤土。邊陰者（厥陰）肝也，坤土者太陰脾也。肝氣乘以腹脹，濕不運而生痰，故舌苔白。肝性剛而藏相火，故陰脈搏動而大便堅也。脾為濕土，藥宜溫燥；而肝為剛藏，藥宜柔和。叅以世木安土法。

半夏　陳皮　茯苓　柏子仁　烏　郁李　川連　大腹

此症起于肝木強，脾土衰，大腸庚金燥耗攘，因循迄今半載。肝強故筋急，脾弱故腹滿，腸燥故便難艱而燥。燥不可滋，滋則礙脾；脾之濕不可燥，燥則劫其津。肝體強橫而不可制，制則耗氣愈傷。所以立法極難奏效。陰虧燥不可滋，滋而血則宜濡也；陰不可燥，而氣則宜通也；肝強不可制，則可柔之、和之、緩之也。小便

生地　龜板　萸肉　山藥　丹皮　茯神　澤瀉
天冬　五味　石英　牡蠣　川楝　延胡　桂心
沉香　半夏　坎炁　竹瀝　姜汁　選鍋丹

又

補腎納氣〻有歸納之机蓋去以為喜病寄以為憂〻其腹中时痛總致腹隨諸申一〻門順之義夫氣聚則痛氣散則陶古人之〻豈欺後人哉此病由氣聚並非氣散何腹滿之憂耶且有進者凡戒烟之人往〻濇之舊而為病腎乏者遺世頻脾虛者使溢於肝虛則腹滿胃弱則食少肺虛者欬嗽多痰心虛者少寐為肝此病襲日減烟與戒烟同例然而寬也請腎歲所病將見退扶脾開胃飲食漸增語云安洋是靠事第一方安其〻心不感洋其洋之病知情須知侍愛裝獨善天下雅子之性也為父母者須体貼其情而善言代導之病自已矣忝在知

已較不爽、、伏祈鑒納是荷

生地　熟地　麦冬　五味　萸肉　山药　丹皮

牛膝　石英　半夏　陳皮　茯苓　澤瀉　金鈴

神曲　木香　九香虫

又

一波未平又起一波細推其理不出一氣是病魔邪是烟魔耶是耶非耶柰之何耶夫人身三寶曰精氣神精能生氣氣能生神精氣一虧諸虛百損腹中上氣名曰奔豚發作欲死仲景云凡五味偏勝皆能致病况烟之性耗氣耗真識非烟之害我不得而但愧乏洞垣之鑒也又誰敢以荷其任噫奇之至難之至矣

八仙長壽丸全料加煅石石英半夏坎炁獺肝

肝火

木氣太旺肝陰又虛氣旺則火動而風生陰虛則血燥而血弱

血弱則心跳溢虛故口乾火動故發生風生故頭眩搖佐金以

平木培土以熄風養血以柔肝益陰以退虛

沙參　茯苓　野术　歸身　白芍　穭豆衣

甘草　棗仁　久利　神曲　橘叶

弱質寡居理事煩劇情怀鬱勃心肝之火常熾寒熱俺纏肺胃

之陰漸涸腎屢水〻斷火亢津液漸而為痰肺主氣氣虛痰滯

經絡痹而不利右半肢體浮腫不能轉側左半肌肉削瘦難以

睡眠兩顴常紅火升不降杯羹厭啜胃納無權右脈極微元氣

欲竭之兆左脈細數真陰漸涸之機今際此當盤全賁之局何

能冀一撥即轉之功欲圖轉机關惟有先調胃氣蓋理得一分

胃氣開得一線生机希冀爲可再商進步

洋參　茯苓　於术　炙草　半夏　陳皮　麦冬

丹皮　杏仁　姜汁　枇杷叶

耳目昏花初起多由風熱次則由于肝火久則必屬腎虚此症

已及半載至今虚陽亢甚難期全收和陽壯水以制火是屬

定章

生地　沙參　麦冬　茯神　枣仁　沙苑　元參　丹皮

山药　山栀　穞豆　石决明

腎藏精肝藏血乙癸同源下焦腎全藏則肝血旺精與血俱至

封蟄藏固之常致勞而遺精之後復而腸紅之疾連年不截尔

絡止而又虚陽上逆耳鳴轟轟頭熱上及舌旁及肉而黑頻投

滋補攝納未見可長此至致延于脾及腎將屬大也愚見腎宜

補肝宜涼脾宜燥宜逕脾還而後涵化肝宜涼而後火歸腎陽
補則精充溫則真陽內安無宅夫拔後無陽可所而相安矣
生地　杞子　萸肉　山藥　首烏　龜版　二冬　茯神
牡蠣　川連　丹皮　伏龍肝
心肝為子母之臟皆賴血以養之陰以涵之今血一虧則木火
不充交之盛遠至剋土皆能致疾心脾便血火升等症職此故
也養陰以制火壯水以涵木令血充而心肝之火卑矣
生地　阿膠　女貞子　旱蓮草　沙苑　丹皮　沙參
麥冬　茯神　棗仁　淮麥　紅棗
中脘左脇肝胃之部也肝為將軍之官主藏血主推剛主氣逆
胃為水穀之海主經多氣多血今胃受肝之剋能但水穀失主
傳化並氣血之源而必利故中脘梗痛左脇結核致脹氣攻而

作痛也胃气以下行为顺气血瘀滞胃失下行而大便常坚须调和其肝胃先况通其气血

归须　金铃子　延胡　桃仁　香附　川芎　五灵

出楝　乌药

脉细带数舌红起刺气升咳嗽是金虚受火之象而致腹胀大已八九月坐则致胀卧则致喘皆由肝气内郁郁则火愈见亢此须仿仲景化肝煎

川连　黑栀　杏仁　枳壳　陈皮　冬瓜　青皮

茯苓　降香　通草　灯心

大凡肝体本刚亦能柔和而不强暴者全赖水以涵之土以培之亦由高年下虚木失所涵气易切横而致少腹结块痛引睾丸气坠于下唯于步履气逆于上时或咳嗽皆肝气有余之见

端蓋一務則一負不旺則土衰從此納少便溏洒淅惡寒精神憔悴必至矣今商治法不外育陰以柔所升補中以益气須得胃理加餐更宜指揮安養以冀向安

党参　雲苓　於术　炙甲　棗仁　陳皮　白芍

山药　黄芪　沙苑　首烏　建蓮　夜交籐